HUAXI YIYUAN PIYAO XIAOFENDUI
YIXUE KEPU DUBEN ⑤

华西医院辟谣小分队
医学科普读本 ⑤

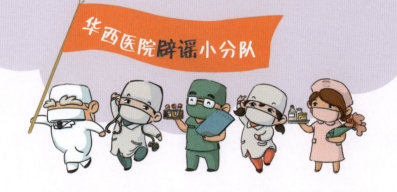

《华西医院辟谣小分队医学科普读本》编委会　编著

四川科学技术出版社
·成都·

图书在版编目（CIP）数据

华西医院辟谣小分队医学科普读本.⑤/《华西医院辟谣小分队医学科普读本》编委会编著.－－成都：四川科学技术出版社，2019.12（2022.2重印）

ISBN 978-7-5364-9658-3

Ⅰ.①华… Ⅱ.①华… Ⅲ.①医学－普及读物 Ⅳ.①R-49

中国版本图书馆CIP数据核字(2019)第252427号

华西医院辟谣小分队医学科普读本⑤

《华西医院辟谣小分队医学科普读本》编委会 编著

出 品 人	程佳月
责任编辑	吴晓琳　杨璐璐
封面设计	经典记忆　象上设计
设计制作	木之雨　杨璐璐
责任校对	谌媛媛
责任出版	欧晓春
出版发行	四川科学技术出版社
地　　址	四川省成都市青羊区槐树街2号　邮政编码：610031
成品尺寸	156mm×236mm
印　　张	9　字 数 180千 插 页 1
印　　刷	成都市金雅迪彩色印刷有限公司
版　　次	2020年5月第1版
印　　次	2022年2月第2次印刷
定　　价	39.80元

ISBN 978-7-5364-9658-3

本书编委会

《华西医学大系》总序

　　由四川大学华西临床医学院/华西医院（简称"华西"）与新华文轩出版传媒股份有限公司（简称"新华文轩"）共同策划、精心打造的《华西医学大系》陆续与读者见面了，这是双方强强联合，共同助力健康中国战略、推动文化大繁荣的重要举措。

　　百年华西，历经120多年的历史与沉淀，华西人在每一个历史时期均辛勤耕耘，全力奉献。改革开放以来，华西励精图治、奋进创新，坚守"关怀、服务"的理念，遵循"厚德精业、求实创新"的院训，为践行中国特色卫生与健康发展道路，全心全意为人民健康服务做出了积极努力和应有贡献，华西也由此成为了全国一流、世界知名的医（学）院。如何继续传承百年华西文化，如何最大化发挥华西优质医疗资源辐射作用？这是处在新时代站位的华西需要积极思考和探索的问题。

　　新华文轩，作为我国首家"A+H"出版传媒企业、中国出版发行业排头兵，一直都以传承弘扬中华文明、引领产业发展为使命，以坚持导向、服务人民为己任。进入新时代后，新华文轩提出了坚持精准出版、精细出版、精品出版的"三精"出版发展思路，全心全意为推动我国文化发展与繁荣做出了积极努力和应有贡献。如何充分发挥新华文轩的出版和渠道优势，不断满足人民日益增长的美好生活需要？这是新华文轩一直以来积极思考和探索的问题。

基于上述思考，四川大学华西临床医学院/华西医院与新华文轩出版传媒股份有限公司于2018年4月18日共同签署了战略合作协议，启动了《华西医学大系》出版项目并将其作为双方战略合作的重要方面和旗舰项目，共同向承担《华西医学大系》出版工作的四川科学技术出版社授予了"华西医学出版中心"铭牌。

人民健康是民族昌盛和国家富强的重要标志，没有全民健康，就没有全面小康，医疗卫生服务直接关系人民身体健康。医学出版是医药卫生事业发展的重要组成部分，不断总结医学经验，向学界、社会推广医学成果，普及医学知识，对我国医疗水平的整体提高、对国民健康素养的整体提升均具有重要的推动作用。华西与新华文轩作为国内有影响力的大型医学健康机构与大型文化传媒企业，深入贯彻落实健康中国战略、文化强国战略，积极开展跨界合作，联合打造《华西医学大系》，展示了双方共同助力健康中国战略的开阔视野、务实精神和坚定信心。

华西之所以能够成就中国医学界的"华西现象"，既在于党政同心、齐抓共管，又在于华西始终注重临床、教学、科研、管理这四个方面协调发展、齐头并进。教学是基础，科研是动力，医疗是中心，管理是保障，四者有机结合，使华西人才辈出，临床医疗水平不断提高，科研水平不断提升，管理方法不断创新，核心竞争力不断增强。

《华西医学大系》将全面系统深入展示华西医院在学术研究、临床

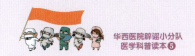
诊疗、人才建设、管理创新、科学普及、社会贡献等方面的发展成就；是华西医院长期积累的医学知识产权与保护的重大项目，是华西医院品牌建设、文化建设的重大项目，也是讲好"华西故事"、展示"华西人"风采、弘扬"华西精神"的重大项目。

《华西医学大系》主要包括以下子系列：

①《学术精品系列》：总结华西医（学）院取得的学术成果，学术影响力强；②《临床实用技术系列》：主要介绍临床各方面的适宜技术、新技术等，针对性、指导性强；③《医学科普系列》：聚焦百姓最关心的、最迫切需要的医学科普知识，以百姓喜闻乐见的方式呈现；④《医院管理创新系列》：展示华西医（学）院管理改革创新的系列成果，体现华西"厚德精业、求实创新"的院训，探索华西医院管理创新成果的产权保护，推广华西优秀的管理理念；⑤《精准医疗扶贫系列》：包括华西特色智力扶贫的相关内容，旨在提高贫困地区基层医院的临床诊疗水平；⑥《名医名家系列》：展示华西人的医学成就、贡献和风采，弘扬华西精神；⑦《百年华西系列》：聚焦百年华西历史，书写百年华西故事。

我们将以精益求精的精神和持之以恒的毅力精心打造《华西医学大系》，将华西的医学成果转化为出版成果，向西部、全国乃至海外传播，提升我国医疗资源均衡化水平，造福更多的患者，推动我国全民健康事业向更高的层次迈进。

《华西医学大系》编委会

2018年7月

前　言

华西医院辟谣小分队的朋友们：

大家好！

很高兴每周一在手机上见面的我们，又一次在纸上见面了。话说上次在纸上见面还是2018年底我们第一套《华西医院辟谣小分队医学科普读本》出版的时候，必须要感叹一下：时间如飞梭，真嘞梭地一哈就不见了⋯⋯

相信2019年我们大家过得都不容易，而已经过了三分之一的2020年感觉更不容易，还好你们一直和皮西西在一起，相互陪伴，相互吐槽，相互倾诉，相互鼓劲，一路跌跌撞撞磕磕绊绊地也熬过来了。虽然人生不易，可我们彼此投入的都是真情。

公众号建号5年来，我们一直走在极富四川乡土气息的"牙尖不正经风"的"创作机耕道"上。

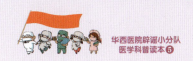

每一次有人留言说：作为一个医学"小白"，每次看你们的文章看得可happy（高兴）了，这是我唯一一个会认认真真看每一篇文章的公众号，我们晓得，这条道路走对了。

每一次有人留言说：本来只是想挂号才关注公众号，结果发现这个公众号竟然这么"不正经"，好喜欢这个"不正经"的华西医院时，我们晓得，这条道路走对了。

每一次有人留言说：因为这个公众号，居然想当四川人，特别想去四川看一看，把华西医院也当个景点逛一逛时，我们晓得，这条道路走对了。

每一次有人留言说：感谢华西的科普，人生如逆旅，我亦是行人。每个人都是第一次做人，做得好不好都互相担待一下，我们晓得，这条道路走对了。

每一次"粉丝"的关注，以每天2 500人的增长累积，目前已经成为拥有400万"粉丝"的全国"粉丝"数量最大的医院公众号时，我们晓得，这条道路走对了。

所以，我们再一次把最近这一年多两年的内容集结成册，每一个字、每一幅图、每一个标点符号都代表着我们对"粉丝"们的感谢和真实的情谊。

能力越大，责任越大，大"华西"不仅应该有大楼和大专家，更应该有大爱和大情怀。我们有义务用专业的知识影响大众、服务大众；我们有义务在关爱患者身体的病痛之余，去关爱患者的内心；我们更有义务传承华西医院从建院开始就秉承的理念——平民情感，一如128年前华西医院的创始人启尔德先生编著四川方言版英语口语教材所传达的精神一样——"华西"，永远是老百姓的"华西"，既高大上，又接地气。

所以，我们会一如既往用拿手术刀儿的精准做科普，用发表SCI论文的智商编段子，用写处方的龙飞凤舞整表情包，用老百姓看得懂、听得懂的语言和你们摆点医学的龙门阵，澄清医学谣言。

　　我们不能选择明天到来的是什么，但我们可以选择今天手中阅读的是什么。

　　来，比心！

皮西西

2020年4月于国学巷37号

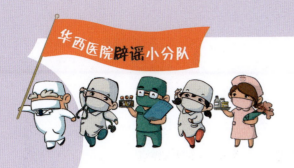

华西医院辟谣小分队

目录 ——

 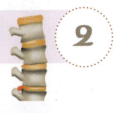

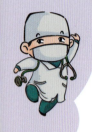

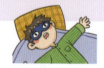
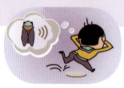

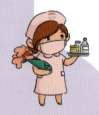

关于冠心病的这么多问题，**华西医院专家一次性来说清楚！**

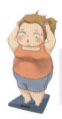

**华西医院专家说：
肥胖就是一种病，得治！**

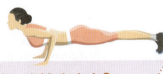

我就是长不胖，应该咋个办？

**华西医院专家说：
眩晕≠头昏≠头晕≠贫血≠颈椎病，
你的脑壳被整昏莫得？**

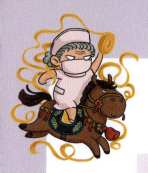

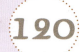

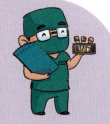

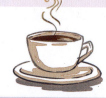

华西医院辟谣小分队
医学科普读本 ⑤

华西医院辟谣小分队

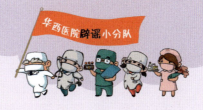

有的人活着，他们的 腰椎 已经 "死" 了！

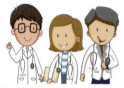

作者 / 四川大学华西医院　骨科　宋跃明团队

　　生活中，叫喊颈椎要死不活的人一大堆！出乎意料的是，居然有**更多的人**，喊华西医生快来**救救他们已经"死了"的腰椎**！

　　更令中年阿姨们惊掉下巴的是，那些号称自己腰不行了，腰椎已经"入土了"，下床都要跪起才能起得来的人，好多还是"90后"！

　　这里精选几段留言：

" 我的（腰椎）已经入土好几年了！"

　　"腰！腰不行了！最近赶考，一天加上班十几个小时，我这两天难受得睡觉睡不着！怎么办啊？我还是个'90后'！"

　　"腰椎间盘突出会引起颈椎病不呢？我18岁风华正茂的年纪遭了腰椎间盘突出。想起大学的高低床我都是跪起下来的。现在我可以'骄傲'地说我都有十年的病史了。腰椎每天痛，颈椎也每天痛，跪求关于缓解腰椎痛的方法！"

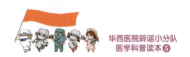
哎，为了拯救这些年轻轻就喊腰扭（niù，动）不动了的朋友，下面，我们骨科教授团队的医生们，就来给大家说一说，**你们腰椎间盘的病到底还有没有救！**

一、腰椎间盘及其作用

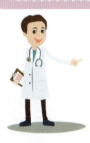

1.腰椎间盘在哪里？

这张图是人的腰椎。我们敢说，天天吼起自己"腰要断了"的这群人，能看图并准确指得出腰椎间盘位置的人，就莫得几个！

问：难道是那几节白骨头？！

答： 肯定不是嘛！

那几节白生生的骨头叫椎体，腰椎间盘其实是嵌到椎体中间，像垫片一样的连接部分（图中黄色），质地是有韧性的，像果冻一样，但又比果冻扎实。就是下面图中标红的部分！

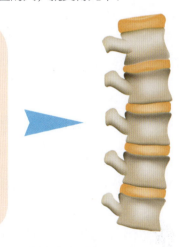

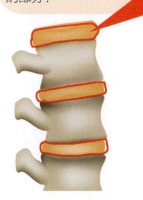

2.腰椎间盘有啥用？

专业术语列出来也比较难懂。这里说几点腰椎间盘最主要的作用：

① 方便活动。腰椎间盘可以把椎体两两连在一起，因为它不是硬邦邦的，有一定的弹性和活动度，方便人的腰部进行各种活动。

比如那些练瑜伽的人，身体做出各种不可思议的动作，主要还是因为腰椎间盘有一定的弹性和活动度。

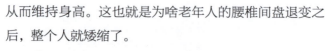

② 维持身高。不要看腰椎间盘只有薄薄的几毫米，但它可以随着椎体的发育一起长，可以增加和维持脊柱的高度，从而维持身高。这也就是为啥老年人的腰椎间盘退变之后，整个人就矮缩了。

③ 起到缓冲作用。关于腰椎间盘怎样起到缓冲作用的，举一个例子你们就知道它有好牛了！

比如你从高处跳下来，平稳落地，那就是腰椎间盘的力学传导作用保护了脊柱和脑壳以及其他重要的神经组织。

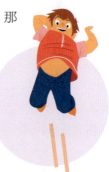

要是没有腰椎间盘，这猛一跳，人要么骨折，要么散架，你的脑花儿多半也就"散"了。

二、腰痛 ≠ 腰椎间盘突出

1. 引起腰痛的原因有哪些？

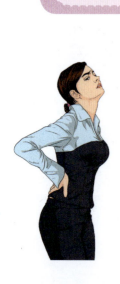

到医院门诊看病的人，90% 的人只要出现腰痛，就觉得自己是遭了腰椎间盘突出，其实，引起腰痛的原因是很多的。

比如腰椎外伤、腰椎滑脱、腰椎肿瘤、腰椎骨关节炎、强直性脊柱炎、腰肌劳损等，而腰椎间盘突出症只是其中的一种病。

所以，出现腰痛，尤其是持续腰痛的时候，一定要去正规医院由专业的医生判断原因。

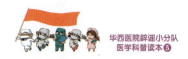

三、腰椎间盘突出的常见类型

◎ 腰椎间盘膨出；腰椎间盘突出；腰椎间盘脱出。

问： 医生，这个腰椎间盘，它还真的很突出了！出个问题都要搞这么多花样，从字面上看起来这几个病都差不多，我们咋搞得清楚嘛？

答： 请来听我们的解释。打个比方大家肯定就知道了。先借用一个道具——一个刚刚烤出来，热和和（热乎乎）的红糖锅盔来描述一下。

你想象一下，椎体是锅盔的上下两面，纤维环是锅盔圆圆的边边，髓核是锅盔里面的红糖，而你的手是神经根。

🔴 腰椎间盘膨出

锅盔的边边稍微有点隆起了，这个隆起的包还没有鼓（突出）好高，连你的手都没挨到！

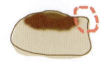

🔴 腰椎间盘突出

锅盔边边鼓了个更大的包，挨到你的手了，但喜得好（幸好）这个包还没有破，红糖还没流出来。

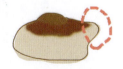

🔴 腰椎间盘脱出

锅盔边边鼓的包破了，哦呵！红糖流出来了，还烫到手了！

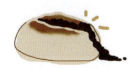

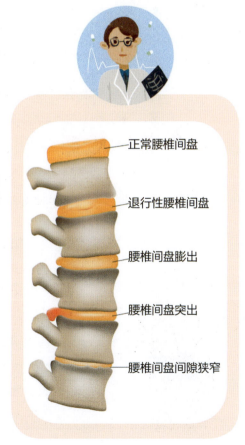

正常腰椎间盘

退行性腰椎间盘

腰椎间盘膨出

腰椎间盘突出

腰椎间盘间隙狭窄

除此之外，腰椎间盘退变会引起腰椎间盘高度下降，有些病人还会出现腰椎间盘钙化等问题。下面主要谈一谈大家最关心的腰椎间盘突出的问题。

四、腰椎间盘突出症的原因、症状和影响

1. 腰椎间盘突出的原因

问：人人都有腰椎间盘，为啥子就我的要突出点？

答： 人人都有腰椎间盘，但腰椎间盘突出的不止你一个人！

据目前调查研究得知，腰椎间盘突出疾病的患病率为7.6%，在特殊群体，如解放军战士、消防官兵、体操爱好者、长途车司机，腰椎间盘突出的发生率可为10% ～ 30%。腰椎间盘退变是导致腰椎间盘突出最常见的原因。

问：引起腰椎间盘退变的原因是啥子？

答： 腰椎间盘突出与腰椎间盘的退变密切相关，引起腰椎间盘退变的原因主要有以下几个方面：

①长时间坐且坐姿不正确。久坐会使腰部肌肉紧张，引起腰椎负担加重。如果长时间固定坐姿不变，使受压椎间盘不能恢复到正常形态。如再加上不正确的坐姿使得腰椎间盘承受过大压力，从而导致腰椎间盘病变。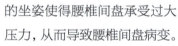

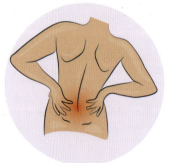

②长时间站。长时间站立，腰椎持续承受压力，容易引起腰椎间盘突出，尤其是在长时间弯腰站立的情况下，腰椎间盘承受的压力更大。

③遗传因素。就是说，从出生以来，有些人的腰椎间盘耐受度就比别人差一点点。

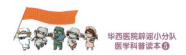
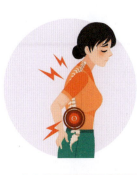

④腰椎过度的负荷及屈伸。如举重运动、杠铃深蹲，传统的仰卧起坐、体操运动中的下腰等动作，对腰椎间盘损害较大。

⑤年龄大。腰椎间盘突出与腰椎间盘的退变密切相关，年龄越大，腰椎间盘退变的情况就可能越严重，越容易出现腰椎间盘突出。

问：医生，我幼儿园毕业才十多年，还年轻，不得遭腰椎间盘退变！

答：不得遭？不得遭才怪！

下面这两张片子，就是腰椎间盘退变引起了腰椎间盘突出的患者的，是我们收住院和你一样刚从幼儿园毕业十多年的两个"小朋友"的。

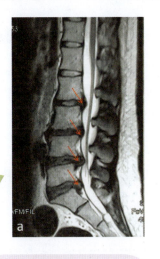

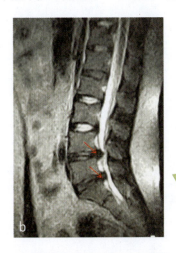

左边这张腰椎片是位21岁的小姐姐的。她是绘画专业的学生，因为画画一坐就坐很久不动。片子显示，她的第2~3、3~4、4~5腰椎，第5腰椎至第1骶椎的多个椎间盘退变突出。

右边这张片子的主人是个19岁的男娃娃。他的第4~5腰椎、第5腰椎至第1骶椎椎间盘退变突出，得病的原因是——长期坐着打游戏！

引起腰椎间盘突出的原因除了椎间盘退变之外，还有腰部外伤、腰部受凉、腰部突然负重，另外妊娠也是病因，这里就不赘述了！

2. 腰椎间盘突出的症状

问：医生，那腰椎间盘突出的症状是啥子喃？

答： 先讲清楚，并不是所有得了腰椎间盘突出的人就一定会有症状，有些人腰椎间盘突出的情况不严重，很长时间就莫得症状。

下面说一下腰椎间盘突出引起的一些常见症状。

①腰痛。腰痛是最先出现的症状，发生率为91%，有些时候还会连累到屁股也跟到痛！

②腿痛。感觉到腿痛，其实是坐骨神经痛。典型的症状是从下腰部向臀部、大腿后方、小腿外侧直到足部的放射痛，可在打喷嚏或者咳嗽时由于腹内压的增加而加剧。

③马尾神经受压。马尾神经受压时会出现大小便障碍，肛门、尿道口周围麻木等症状。虽然这种情况的发生率比较低，但我们医生觉得还是说出来给大家提个醒比较好！

3. 腰椎间盘突出症的影响

问：医生，患了腰椎间盘突出症对人有啥影响呢？他们说的这个病痛凶了要引起瘫痪得嘛！

答： 腰椎间盘突出症厉害了跟瘫痪是两码事！即使是出现了最凶的马尾综合征，特别严重的也只是出现下肢活动障碍。腰椎间盘突出症引起瘫痪的可能性是非常小的，所以，大家不用惊慌！

腰椎间盘突出症对患者**最大的影响**就是——**痛！腿特别痛（大多数病人腰痛不明显，主要是腿痛严重）**。当病发作的时候，痛得你上个厕所都想脚手并用爬着去；追剧、打游戏会痛得你注意力都不能集中。反正就是，人坐倒、躺倒咋个都不安稳！

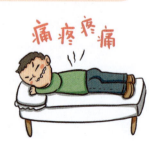

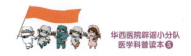

五、腰椎间盘突出症的治疗

1. 非手术治疗

80%的患者可以通过非手术治疗的方法缓解或治愈。

治疗康复方法包括：

卧床休息、持续牵引理疗和按摩等，可同时配合医生开的药进行规范治疗，大多数患者可以达到较好的效果。

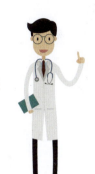

2. 手术治疗

对于规范保守治疗3个月效果不理想，症状持续存在并影响患者生活质量的，可以考虑手术治疗。

对疼痛症状特别严重，保守治疗无法缓解的患者，可提早手术，不一定硬要等到保守治疗3个月后。一旦出现了马尾综合征，应尽早手术，可以最大限度地挽救神经功能。

手术的方式：

目前有传统的开窗髓核摘除术和微创手术。与传统的开窗髓核摘除术相比，微创手术的手术创伤更小，但并不是所有的患者都适合做微创手术，患者具体采用什么手术方式，需要脊柱外科专家进行评估。

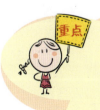

敲黑板！

目前，大大小小的医院都在开展微创手术，但是微创手术有一定的学习曲线，并不是所有医生都熟练掌握了该技术，且微创手术导致的并发症也不少见。所以，关键是要到靠谱的医院找靠谱的医生做手术。

六、腰椎间盘突出症的常见问题

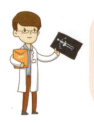

问：想要确诊腰椎间盘的情况，是照X光，还是照CT？

答： 建议最好照磁共振（MRI）。因为磁共振对椎间盘、硬膜、神经根等结构的影像显示都非常清楚。

如果没有照磁共振的条件，照CT也可以，只是射线量相对较大！

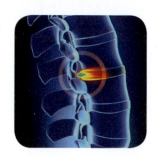

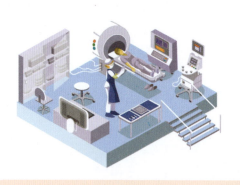

问：说颈椎痛睡硬板床莫得用，那腰椎有问题的人睡硬板床总有用了噻？

答： 是的，这个说对了！

一般来说，腰椎有问题的人应该避免睡软床。床太软的话，仰卧时腰椎处于屈曲状态，椎间盘内压力增大，容易加速椎间盘退变，发生腰椎间盘突出。

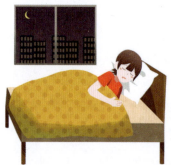

另外，通常医生建议腰椎有问题的人睡硬板床，是可以铺棉垫的硬板床，没有喊你直接睡在木板板上！

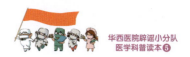

问：有腰椎间盘突出症的患者贴膏药有莫得用？

答：可以缓解一下症状。

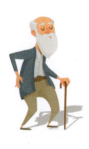

作为一种辅助治疗的手段，疼痛症状明显的患者可以贴膏药减轻症状，但治疗效果因人而异。

切记，如果有哪个膏药给你说贴了可以治好你的腰椎间盘突出症，那就不要用了，憼憼（绝对）是骗子！

此外，针灸、推拿、理疗等都是非手术治疗措施，可以试一试，但不一定都能获得满意的效果，最好到正规医院就诊、治疗。

问：生了娃儿以后腰杆老是痛是咋回事？

答：确实有这种情况。

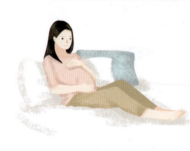

很多妈妈都觉得怀孕、生娃儿后会出现腰痛，而且持续时间长。这可能与怀孕后体重增加、腰椎间盘压力增加有关，也可能与生产后韧带松弛有关，还可能与激素水平的改变有关……

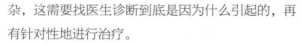

原因多种多样，比较复杂，这需要找医生诊断到底是因为什么引起的，再有针对性地进行治疗。

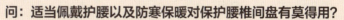

问：适当佩戴护腰以及防寒保暖对保护腰椎间盘有莫得用？

答：有一定的用处。

佩戴护腰对腰椎间盘突出症患者来说，可以在一定程度上保证损伤的腰椎间盘局部得到充分休息。

而腰部受寒很容易让症状加重或复发，建议患者选择保暖、透气的高性能康复护腰来保护腰部。

七、腰椎保健操

问： 医生，对于确实上班要长时间坐的人，还有长时间打游戏、耍手机、看电视、打麻将的人，该如何保护腰椎呢？

答： 其实最重要的一条是，应该尽量避免久坐，坐一两小时应起身活动，如果可以再做点下面的腰背肌肉训练就更好了！

1. 在办公室最实用的锻炼就是——深蹲

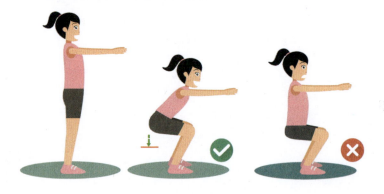

注意：做动作时克膝头儿（膝盖）不要超过脚尖，你们应该都晓得了嘛！

2. 在家里，还可以做以下这些动作

小燕飞

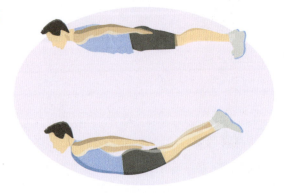

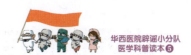

两点支撑

俯卧腰后撑

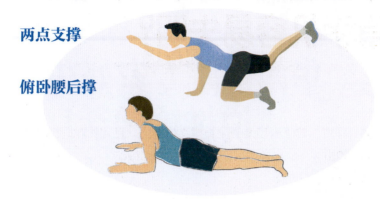

噢！对了，还可以在有资质的教练的指导下，游泳、练习单杠、做平板支撑，对腰椎也有好处！

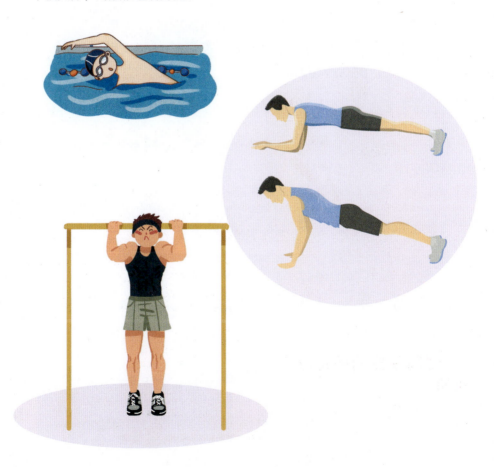

"华西医院专家说，黑暗中看手机容易失明？"
华西医院专家好久说过这种话！

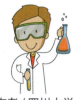

作者／四川大学华西医院　眼科　杨旭波

这段"来自华西医院的忠告"，可能你们在朋友圈、聊天群都见过…… 文字是这样写的：

华西医院的战友转发的：

太可怕了！！

年轻人眼癌增三成！……

最近有越来越多的30到40岁患者来求诊，因为在就寝关灯后，还使用智能手机。

医院眼科主任李丽教授介绍，手机强光直射眼睛30分钟以上，造成眼睛黄斑部病变，导致视力急速恶化……一旦得了黄斑变性，就等于眼睛癌症，只能等着失明，因为现代医学无法治疗，更谈不上治愈……

于是乎，这条信息就这样一个群一个群地转啊转，传啊传，终于有一天传到了我们的朋友圈，然后一堆人来找我们求证——

到底是真的还是假的哦？

请你们接到往下看！

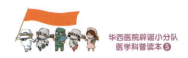

那我们先从文字表述上来分析一下——

1. 华西医院的"战友"转发的？？

 哪个是你的"战友"哦？再咋个你用个"老同学"嘛可信度可能还高些嘛！

2. 眼科主任李丽教授？？

 华西医院眼科就莫得叫李丽的医生！！

3. 这熟悉的文风、简单的文字、惊悚的红色感叹号，明显就是朋友圈谣言的典型格式！

 不信看你们爸妈的手机里头，这种"太可怕了"的"震惊"字体多得起串串！

问：医生，虽然你说这些信息是假的，但关灯后看手机要失明、致癌这个事情，可能人家还是说对了的哇！

答：NO！即使抛开那些歪名字、那些杂七杂八的感叹号，这段话还是谣言！作为华西医院的眼科医生，我就从科学层面上给大家分析一下，晚上看手机，到底会不会引起黄斑病变、失明甚至得眼癌！

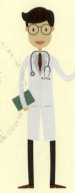

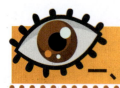

一、黑暗中耍手机要引起黄斑病变？

到目前为止，没有任何临床研究，没有直接的证据证明夜晚看手机跟黄斑疾病有任何关系。

要说清楚这个问题，先来看下**黄斑**是啥子！

1. 黄斑

黄斑是视网膜中最敏感、最薄的一个结构，位于眼底。

千万不要小看了这个不太起眼的结构，毕竟我们的眼睛要能看清楚东西的话，主要靠它！举个最简单的例子——

眼球就像照相机一样，黄斑就相当于照相机的胶卷，可以把整个光信号转变成神经信号，然后为我们的大脑所接收，这样人才可以看到东西。你们晓不晓得，每次体检我们测视力表得出来的0.8、1.0这些数字，也就是指的黄斑区的视力。

2. 黄斑变性

黄斑疾病中，最常见的是年龄相关性黄斑变性，指的就是黄斑区的视网膜细胞衰老和退变，分为干性和湿性，多发生于50岁及以上的人群。

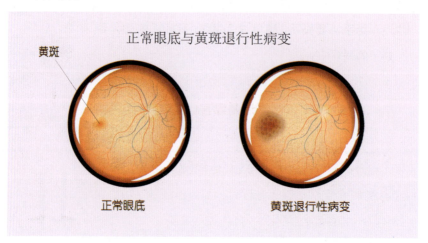

正常眼底与黄斑退行性病变

黄斑

正常眼底　　　　　　黄斑退行性病变

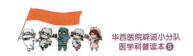

在患病初期可能不会出现视力下降，或者只是出现视野的暗点，甚至看东西变形，比如说门窗明明就是横平竖直的，但是你看出来就是弯儿格纠（弯弯曲曲）的；如果已经是黄斑变性的晚期，对视力的影响就很严重了，甚至可以导致失明。

3. 黄斑变性的原因

黄斑变性的原因目前尚未明确，但大量的流行病学调查资料、临床和动物实验表明，引起黄斑变性的因素大致有以下几类：

遗传因素	炎症
环境影响	心血管系统疾病，如高血压
先天性缺陷	
视网膜慢性光损伤	代谢障碍，如糖尿病
营养失调	中毒
免疫	……

至于为啥没有把"手机"列入黄斑变性的致病类型中，我们分析有以下原因：

🔸 到目前为止，**没有任何临床证据表明，手机屏幕可以对黄斑造成光损伤而导致黄斑疾病。**

🔸 黑暗中耍手机和明亮环境下耍手机，以及手机光线进入眼内的能量有多大区别；两者能量多大足以引起病理改变的区别，目前也是没有证据的。

🔸 我们在临床上也没有遇到过，黄斑变性的病例是确认由于晚上手机耍多了引起的。

4. 黄斑变性的治疗

事实上，黄斑变性是否会导致失明，要看黄斑变性发展到什么程度，在什么部位，是否得到正规治疗等。

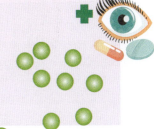

对于湿性黄斑变性，有手术、激光、眼内注药等多种治疗方法，医生会帮助患者根据病情选择适合的治疗方法。

而干性黄斑变性虽然没有确切有效的治疗方法，但医生可以通过低视力矫治尽量让患者恢复功能性视力，改善日常生活能力。

5. 自查有没有黄斑变性

如果你觉得有点担心自己或者是亲人会不会得这个病，这里告诉大家一个简单的自查黄斑变性的方法——阿姆斯勒（Amsler）方格表，就长下面这个样子。大家可以找标准的阿姆斯勒方格表，对照自查是否有黄斑变性。

阿姆斯勒方格表

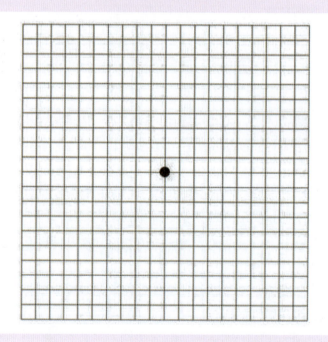

（提示：此表为非标准缩小测试图）

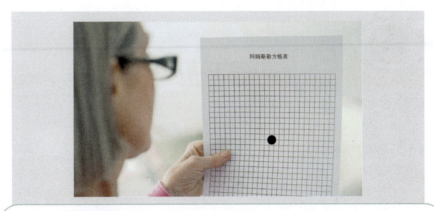

具体的自查办法：

1. 手持方格表与眼睛平齐，眼睛距离阿姆斯勒方格表30 cm左右，自查时应在自然光线或灯光下，光线照射使得表的线条清晰均匀。

2. 检查右眼：用手或干净纸张遮挡左眼，右眼凝视方格表中心黑点。

3. 检查左眼：重复上一步骤，手、眼调换方向。

4. 如有老花眼或近视眼，要戴眼镜来进行测试，否则测不准！

测试时应特别注意：

当凝视中心那个黑点时，请看仔细，如果发现方格表中心区出现空缺或者直线变形等不正常现象，就可能是眼底出现了问题，也许有黄斑变性的征兆，这时候就需要找眼科医生做详细检查了。如果莫得这些异常现象，恭喜你，逃过一劫！

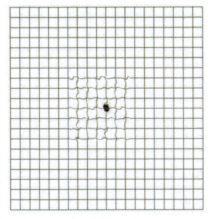

异常视觉示意图1

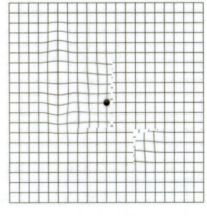

异常视觉示意图2

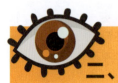

二、黑暗中耍手机要引起眼癌？

一旦啥子东西扯上癌，这个事情的可怕程度就被**放大了N倍！**

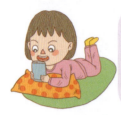

> 还能不能让被领导吼了一天，被客户折磨了一天，被娃儿缠了一天，被各种堵车、天气热、房贷车贷困扰的我们，开个空调舒舒服服躺在床上，抛开一切烦恼，如老僧入定一般地耍一会儿手机了？

手机它是惹到哪个了嘛？

1. 眼癌

眼癌？可能一般的人不仅没见过，好多人连听都没听说过。

不过，**确实是有眼癌！**

眼癌是指长在眼部的恶性肿瘤，其中，小儿最常见的眼内恶性肿瘤是视网膜母细胞瘤，成人最常见的眼内恶性肿瘤是脉络膜恶性黑色素瘤，但这类疾病一般为基因突变引发的，目前来看跟耍手机是没有关系的。

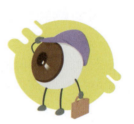

2. 据说手机可以自测眼癌？

之前在网上有这样一种说法：将手机开启闪光灯后，对着孩子眼睛照相，可以检测出有没有眼癌！

国外的一篇报道也讲过，一位美国的妈妈通过这样的方式，及早地发现了孩子的眼癌，让娃娃得到及时治疗。

那这种说法靠不靠谱呢？

应该说，有一定的科学性。

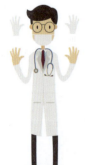

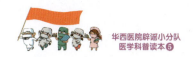

其实，上面那条报道中所说的眼癌就是视网膜母细胞瘤。在开启闪光灯拍照时，患有视网膜母细胞瘤的孩子的瞳孔周围通常会泛白光。

当然，这也并不是说，在手机闪光灯下孩子有白瞳，就一定是得了视网膜母细胞瘤，也可能是预示着其他的眼部疾病。

这种看起来有点简单的方式，确实对判别孩子的眼部疾病有一定的作用。特别是像视网膜母细胞瘤这样的疾病，在发病初期的治愈率很高，所以尽早发现有助于拯救孩子的视力甚至生命。

问：医生，这个闪光灯对到娃儿的眼睛闪啊闪的，怕是要损害娃儿的视力哦？！

答：你又不是天天对到娃儿的眼睛闪，只是偶尔拍照闪了一下，娃儿的视力是不会受影响的！

而且大家要注意了，并不是说这个土方法有用，就喊你们随时在屋头给娃儿闪！如果发现娃儿眼睛有异常，专门的检查还是要到专业医院来做哈！

问：医生，既然晚上耍手机不得引起黄斑病变，也不会得眼癌，这下我终于可以扯伸（痛快地）耍手机了！

答：不得行！

虽然我们已经辟谣了在黑暗中耍手机不得引起黄斑病变、失明、眼癌，但是这并不意味着你就可以在黑暗中连续追几个小时的剧；刷完朋友圈还要看八卦；本来都准备把手机放下了，突然想看看网购买的衣服发货没⋯⋯

朋友们，像这样在黑暗中一直耍手机，对眼睛确实是有坏处的哦！由于手机的亮度和黑暗的环境差距比较大，长时间近距离看手机屏幕，容易引起眼睛功能性的损伤，导致视疲劳。

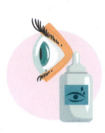

视疲劳的症状有：

眼疲劳、眼干、眼部异物感、眼皮沉重感、视物模糊、畏光流泪、眼胀痛及眼部充血等。

尤其是眼睛干涩，是大家最容易出现的视疲劳症状。

为啥子会出现眼干呢？

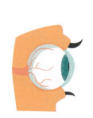

人的眼睛有一个正常的眨眼时间，1分钟会眨16～20次。眨眼的时候，可以让泪液均匀地湿润角膜、结膜，使眼球不至于干燥，保持角膜光泽，清除结膜囊的灰尘及细菌。但是，大家在盯到手机看的时候，一般会非常投入，眨眼的时间也会大幅度减少，甚至减少到一分钟只眨几次，这样在黑暗的环境下"坚持"几个小时，你的眼睛不干才怪！

> **问：眼干的时候，滴点眼药水要得不喃?**

答：最好不要随便买眼药水来滴，因为这样做是有问题的。

首先，眼药水是药，必须建立在正确诊断的基础上，有时候眼干仅仅是一种症状，不一定是耍手机引起的。所以眼睛不舒服，还是应该先找医生看。

其次，大多数人滴眼药水的方法都是错的！

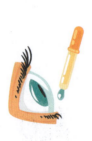

很多人在滴眼药水时往往是拿起眼药水就往自己的黑眼珠珠儿上挤两滴，但是你们晓不晓得，眼药水不是滴在这儿，而是**应该滴在眼睛下方的结膜囊上。**

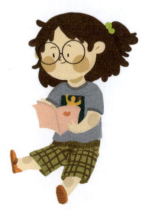

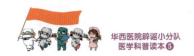

问: 医生, 那你都这样说了, 我到底还能不能在晚上耍手机嘛?

为了让你们能够在不伤害眼睛的前提下, 还能够满足一颗想耍手机的心, 这里给大家准备好了正确耍手机的方法——

1. 控制时长

耍手机30~40分钟, 应该闭眼休息3~5分钟或者是看远处!

2. 调节手机亮度

手机在暗处时, 亮度不能调得太高, 很多手机都有"夜间模式", 自己去看看说明了解一下。

3. 晚上开盏小灯

减少环境亮度差, 可以减轻视疲劳。

4. 控制距离

很多人都喜欢把手机拿得很近, 但是距离越近越容易引起视疲劳, 至少保持眼睛离屏幕30 cm。

5. 用大屏幕

手机屏幕越大越好, 字号显示设置得越大越好。

6. 保护好眼睛和颈椎, 尽量少低头看手机

尽量平视看手机, 减少低头耍手机的次数。这样不仅可以保护眼睛, 还可以保护我们的颈椎!

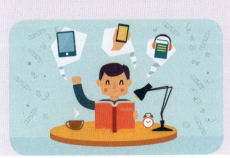

最后奉劝大家一句, 关了灯, 黑黢麻拱 (黑灯瞎火) 的, 就千万不要看手机了。虽然黑暗中耍手机不会导致失明, 但是这样做是极不利于眼睛健康的哈!

白内障 跟你莫得关系?

华西医院专家说：
绝大多数人都会得！

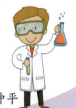

作者/四川大学华西医院　眼科　吕仲平

　　如果不是这个题目把大家吸引进来，肯定好多年轻人看到"白内障"三个字都爬起来跑了。

　　"今天讲白内障嗦，跟我这些'80后''90'后，都莫得啥子关系……"

　　"懒得看了，直接把文章甩给老妈老爸……"

　　"我们屋头又莫得白内障家族史，我二天（以后）不得遭……"

　　哎呀，我说你们这些年轻人啊，仗到（凭借）自己年轻就忘乎所以了。不要得意，我斩钉截铁地跟你们说，这个白内障你们二天绝大多数人都会得！

　　"不要吓我，二天？好久才是二天哦？"

　　"我天天都在贴眼贴膜，不容易遭白内障的哦？"

　　"就算有也不慌噻，人家说白内障不"熟"不用做手术，等我七老八十了再说！"

　　晓得大家的疑问多，其实误区更多。下面，我就好生来给大家说一下，这个让老年人很虚、中年人担心、年轻人无惧的**白内障**！

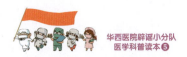

一、白内障的**危害**和**分类**

1. 白内障

青光眼是全球致盲的眼病**亚军**，那**冠军**又是哪个嘛？

来看，是这个——白内障！

白内障是各种原因如老化、遗传、局部营养障碍、免疫与代谢异常、外伤、中毒、辐射等引起的晶状体代谢紊乱，导致晶状体蛋白质变性而发生混浊的疾病。

得了白内障会影响视力，导致人看东西模模糊糊，甚至致盲。这个病在 40 岁以上的人中比较多见，而且随年龄增长发病率增高。

2. 白内障的分类

根据引发白内障的原因不同，分为老年性白内障、外伤性白内障、放射性白内障、先天性白内障、糖尿病性白内障等类型。

其中，老年性白内障是患病人数最多的一类。所以下面我提到的白内障主要就是指老年性白内障。

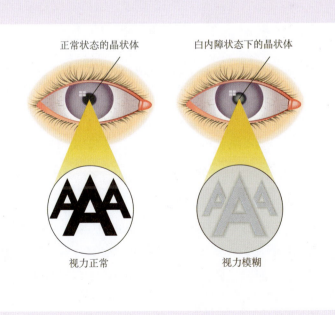

正常状态的晶状体　　　白内障状态下的晶状体

视力正常　　　　　　　视力模糊

二、说说有白内障和没有白内障的人
最关心的问题

问题1：我才幼儿园毕业20多年，未必我硬是要遭白内障？

医生：我敢负责任地告诉你，不仅你，还有你周围的人，以后都有可能会得白内障！

问：医生，这个你就打胡乱说了，周围还是有好些人一辈子都煞割（ságó，结束）了也没听说得白内障啊？！

嗯，这是事实，但是实际上真相是这样的——

老年性白内障是眼睛晶状体老化的"产物"，只要你活得够长一般就会得；只是有些人40岁就得了，而有些人80岁才得。

举个例子，就像人都要长白头发一样，有些人三十出头就满脑壳白头发，但有些老人家七八十岁了，白头发也只有几根。

如果一个人的白内障出现日＞寿命，就会出现有生之年都没有得白内障这种情况。

所以，虽然绝大多数人都会得白内障，但是至于具体好多岁会得，那要看个人晶状体的受伤害的情况或老化程度了。

问题2：我的白内障长"熟"没有嘛？没"熟"就不能手术哇？

医生：几乎所有确诊了白内障的患者都要问这个问题，总觉得白内障不"熟"就不能手术，希望看了这篇科普文章的朋友，能不再纠结白内障"熟不熟"的问题了。

白内障"熟了"才手术的说法，源于几十年前白内障手术还比较落后，必须要等到白内障发展到"核"很硬的时候才可以手术。而现在用的是超声乳化手术，创伤小、恢复快、效果好，只要觉得白内障影响了视力进而影响了生活就可以去做手术，不需要而且不建议等到白内障"太熟"才做，那样反而会增加风险，还会影响手术效果。

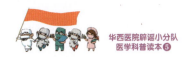
问题3：既然我这个白内障还没"熟"，能不能开点药让它不要长了嘛？！

医生：还没有这种"神"药！

前面都说了，白内障是晶状体老化的结果，它的实质是蛋白质变性，就目前的医学发展程度，还没有一种药可以阻止、逆转这个过程。

所以，如果家里有中老年人患有白内障，还喜欢相信那些保健品啊、眼贴膜之类可以延缓白内障、治疗白内障的，麻烦把这段话抄送给他们，并且理直气壮地告诉他们：

华西医院的专家说了，不要再去买那些莫得用的药！想要治愈白内障，只有去做手术！

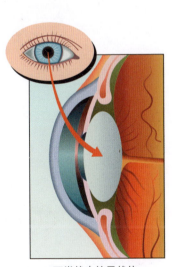

正常状态的晶状体

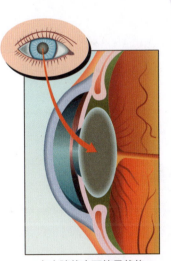

白内障状态下的晶状体

问题 4：医生，我觉得我的白内障还不是很厉害，不做手术得不得行？

医生：如果你的白内障现在还不厉害，确实可以不忙做手术，但如果你东西都看不清楚，影响生活了，眼睛只会越来越恼火！

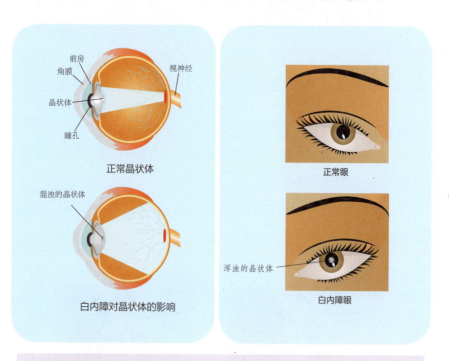

前房
角膜
视神经
晶状体
瞳孔

正常晶状体

混浊的晶状体

白内障对晶状体的影响

正常眼

浑浊的晶状体

白内障眼

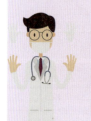

随着年龄的增长，白内障一定会越来越重。虽然不做手术不会危及生命，但有的白内障严重了会影响视力、影响生活；还有的白内障就更厉害些，会引起其他疾病，比如引起葡萄膜炎、青光眼等，甚至会导致眼睛彻底失明。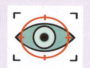

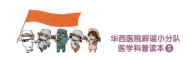

问题5：医生，眼睛上开刀好吓人哦？得不得把眼球锔（jū，扎）爆哦！

医生：……治病救人，做手术又不是闹起耍的！

来，各位朋友，跟到我念出声，目前白内障的主要手术方式叫：

白内障超声乳化摘除及人工晶状体植入手术，也是目前世界公认的一种安全有效的治疗白内障手术方式。

为了让大家不要怕，这里简单给大家说一说手术过程——

在眼睛上切开一个 2.2 mm 左右的口子，然后伸入笔尖大小的超声乳化针头，将混浊的晶状体粉碎并吸出，再通过这个切口植入人工晶状体并固定。

整个手术过程只需要十几分钟，创伤小、愈合快，术后患者能恢复良好的视力。

放心嘛，虽然要在眼睛上切个滴点儿大的口子，但绝对保证不得把你的眼球锔爆噻，这些我们医生心里还是有数的！

问题6：咦，现在做近视眼手术都是靠激光还莫得伤口，为啥子白内障手术还有伤口，咋不用激光嘛？

医生：这个是开不得玩笑的噢！拿给激光扫一下，晶状体马上就化了！

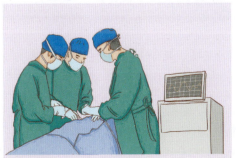

在白内障手术中，激光只是辅助治疗，医生们还是要靠切口才能把浑浊的晶状体取出来，再通过这个切口把人工晶状体植入到眼内。用激光是不得行的！

问题7：医生，人工晶状体我就要个进口的、最贵的那种，可以用久点，得不得行？

医生： 在选择人工晶状体这件事上，这句老话是很适用的——最贵不一定是最好，最好的不一定最适合。

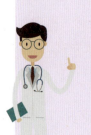

由于不同的人工晶状体有不同的功能，所以价格差别很大。目前有提高视觉质量的非球面人工晶状体，矫正散光的散光矫正型人工晶状体，矫正老视的三焦点、多焦点、可调节人工晶状体等。

具体选哪一种，必须要根据术前检查结果，在医生建议下选择适合自己的才行，绝对不是越贵越好。而且在正常情况下，无论哪种人工晶状体都是终身使用，所以不存在贵点的就用得久，便宜的就不经用这种说法。

问题8：白内障手术后的患者，需要复诊不？一般建议多久复诊一次呢？

医生： 一般白内障患者手术后一周、一个月、三个月都需要复诊。

三、有没有办法**预防白内障**？

问：医生，既然你说得那么吓人，每个人都要遭白内障，那有没有啥子办法预防嘛？比如少看手机、少耍游戏，多吃鱼眼睛、多喝菊花茶等？

医生： 像我们提到的和年龄有相关性的白内障，就目前来说

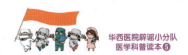
是不能预防的！但是我们现在要采取措施，防止以下情况导致的其他类型的并发白内障：

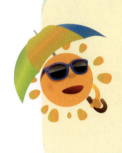

● 过多暴露在强紫外线下，这样有可能会使白内障发展得更早、更快。

● 长期待在紫外线强或海拔高的地区，白内障一般就会比较早发生而且发展比较快。

● 眼外伤也可能会导致白内障的发生。

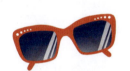

所以，预防紫外线、保护好眼睛尽量不受外伤，是预防这一部分（与年龄无关类型）白内障的有效方法。尤其是在紫外线比较强的地方或季节，出门千万不要嫌麻烦——戴帽子、打伞、戴墨镜，至少要选一样来遮挡紫外线嘛！

少看手机。 虽然从目前来看，看手机跟白内障关系不大，但是中老年人还是不要长时间盯着手机看，养成良好的用眼习惯，保护好眼睛很重要。至于吃鱼眼睛、喝菊花茶，虽然不能预防白内障，但也莫得啥子不好，你想吃就吃，想喝就喝嘛！

我明明是**高血压**，医生咋说**脑壳晕**是**低血压**引起的呢？

作者／四川大学华西医院　老年医学中心　窦青瑜

前段时间，我们华西医院的老年医学中心住进了这样一位病人——

73岁的王婆婆有高血压还合并了糖尿病。一直以来她都很听医生的话，在家吃药也乖，血压、血糖都控制得不错。

但最近，她出现了早上起床眼前发黑，站久了脑壳会晕的情况，而且发生得越来越频繁，某天早上还突然眼前一黑摔了一跤。在家人的陪同下，她赶紧到医院找到了医生。

"医生，是不是我的高血压又加重了哦？"

在给王婆婆测了血压，做了24小时动态血压监测后，医生摇了摇头说："这跟你的高血压没有啥关系。头晕是因为体位性低血压合并餐后低血压引起的。"

"啥子喃？低血压？我明明血压那么高，咋会得低血压喃？"

其实，这种低血压情况的发生，在高血压病人身上并不罕见，尤其在老年人群体中更常见。既然这样，就有科普的必要了。

那下面我就来给大家讲一讲：**为啥高血压和低血压那么"喜欢"老年人，又有哪些方法可以预防这两种不正常血压的发生呢？**

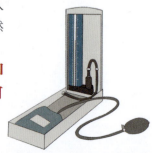

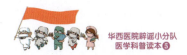
一、什么是体位性低血压?

体位性低血压是指当你的身体从躺起变成起立,或者头部倾斜>60°时出现的血压变化——收缩压下降≥20 mmHg和(或)舒张压下降≥10 mmHg的血压变化,而导致的脑缺血现象。
[1 mmHg≈0.133 kpa(1毫米汞柱≈0.133千帕)]

很多人蹲久了,一下子站起来而出现的脑壳晕的现象,基本上都是体位性低血压引起的。

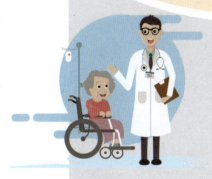

虽然体位性低血压在大多数年龄段都会出现,但老年人出现的概率最大——65岁及以上人群中的发生率可以达到15%,75岁及以上人群中的发生率可以达到30%~50%。

1. 为什么会发生体位性低血压?

● **有效循环的血量减少**。比如使用了血管扩张剂等药物后,血液重新分配导致血容量相对不足。

● **自主神经对血管调节功能下降**。人的自主神经调节能力是根据年龄的增长而下降的。年龄增长,心脏顺应性下降,对交感神经兴奋时血管反应性降低,因此年龄越大,发生体位性低血压的概率越高。

另外,一些疾病会影响自主神经调节,如糖尿病周围神经病变、血管运动中枢周围病变,也可能出现体位性低血压。

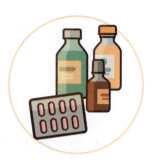

● **某些药物的应用。**比如降压药中的 α 受体阻断剂（如特拉唑嗪等）、利尿剂（氢氯噻嗪、呋塞米等），血管扩张药（如治疗心绞痛的硝酸酯类药物如硝酸甘油、异山梨酯等），某些中枢镇静剂、抗抑郁药等，在使用/服用这类药物的期间，也可能会出现体位性低血压。

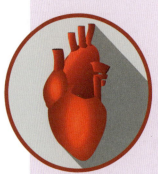

2. 体位性低血压的危害

体位性低血压引起最大的问题是会增加心血管死亡、全因死亡、冠心病事件、心力衰竭和卒中的风险，**尤其对老年人来说，会增加发生反复跌倒及衰弱的风险，严重影响生活质量。**

3. 如何避免体位性低血压？

● 起身站立时应动作缓慢，变化体位的时候动作也要慢一点，这样使机体有时间调节自主神经。

● 尽量减少卧床时间。

● 在医生的建议下，尽量避免使用可能加重体位性低血压的药物，如 α 受体阻断剂、利尿剂、三环类抗抑郁药物等。

● 通过物理对抗或呼吸对抗的手段改善体位不耐受的相关症状。比如双腿交叉站立、缓慢深呼吸、用鼻吸气、噘起嘴唇呼气等。

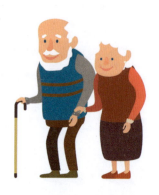

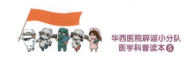

此外,还有**两种方法**可以预防体位性低血压:

● 穿弹力袜和使用腹带。

● 睡觉时把床头垫高 / 抬高10°~20°,白天坐的时候可以用斜靠椅,这样哪怕站起来,体位改变的角度也不会那么大!

4. 体位性低血压如何治疗?

最重要的是,在医生的指导下维持血压的稳定。 针对体位性低血压**首选非药物治疗**。至于药物治疗,医生会根据具体情况来开处方!

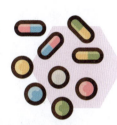

二、什么是 餐 后 低血压?

餐后低血压: 是指吃了**早餐、午餐、晚餐**或者**加餐后血压明显下降**。具体来说是指:

● 餐后 2 个小时内测量血压,**收缩压与餐前比较,血压下降超过 20mmHg。**

● 餐前收缩压不低于 100 mmHg;**餐后 2 小时内测量血压,收缩压低于 90 mmHg。**

有些人虽然血压下降幅度不大,但也出现了心脑缺血症状,如心绞痛、乏力、昏厥、意识障碍等,这些情况也属于餐后低血压。

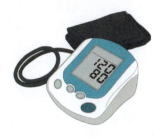

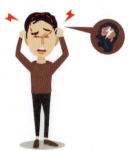

1. 餐后低血压有什么表现？

部分餐后低血压患者没有症状，少数可表现为餐后心绞痛、头昏、晕厥、眼前发黑、乏力、口齿不清、跌倒、一过性脑缺血等心脑脏器缺血的症状。

2. 为什么会发生餐后低血压？

● 吃东西时热刺激作用于胃肠道黏膜，使血管扩张。

● 食物中的淀粉分解为葡萄糖，使活性肽分泌增多，引起内脏及全身血管扩张。餐后血管扩张、外周阻力下降，便发生了餐后低血压。

3. 哪些人容易发生餐后低血压？

在我国住院老年患者中，餐后低血压的发生率可高达80.1%，多见于伴有高血压、糖尿病、帕金森病、自主神经功能损害、瘫痪和血液透析的老年患者。

对老年人来说，自身的血压调节能力本来就比较低，加上有的老年人患有自主神经病变，所以这类人就更容易出现餐后低血压症状。

4. 如何避免发生餐后低血压？

● **饮水疗法**。吃饭之前喝水350～480 ml，可以让餐后血压下降幅度减少20 mmHg，并有效减少症状的发生。但是，对于需要限水的严重心力衰竭及终末期肾病患者需慎重。

● **少食多餐**。少吃多餐可以减少血液向内脏转移的量和持续时间，减少发生餐后低血压的可能性。

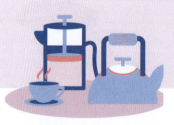

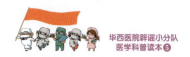

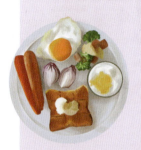

● **减少碳水化合物摄入**。与蛋白质和脂肪相比，碳水化合物在胃中的排空最快，诱导胰岛素释放作用最强，所以摄入富含碳水化合物的食物更容易导致餐后血压迅速下降。

老年人早上很多都喜欢来碗稀饭、面条或者吃个馒头，这些都是碳水化合物。建议大家改变一下早餐饮食习惯，比如喝点牛奶、吃个鸡蛋，不要天天都吃"老三样"。

● **餐后运动**。老年人可以在餐后的20～30分钟间断地进行低强度的运动，比如步行30米，每隔30分钟一次，这样的小运动量有助于提高心输出量，降低收缩压的下降幅度和跌倒的发生率。

> 一定记住，老年人做运动切不可心急，务必要慢慢地来，且运动量不要过大。

5. 餐后低血压如何治疗？

如果餐前血压过高的话，可能导致更严重的餐后低血压，因此，通过合理的降压治疗使血压达标，尤其应有效地降低清晨血压。但是，不要为了专门控制餐前血压，而把降压药放到吃饭之前吃，而是应该在两餐之间服用。

所以啊，不要以为自己得了高血压，低血压这个病就绝对不会找到你了！

最关键的还是要听医生的话，将血压控制在合适范围内！

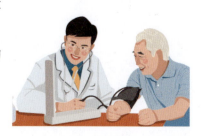

为啥子全世界只有我晚上睡不着觉？

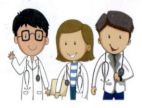

作者 / 四川大学华西医院　心理卫生中心心身障碍病房
罗珊霞　黄霞　刘奇　董再全

睡不着觉，真是世界上最可怕的事情之一了。

睡不着就是，一晚上"拿起手机—放下手机模式"循环无数次的过程。

睡不着就是，数完了中国十大草原的羊，还是没有滴滴儿（一点儿）睡意。

睡不着就是，客厅木地板季节性"咔嚓"响了一声，马上可以脑补100个入室抢劫案。

睡不着就是，当你看到睡得呼儿嗨哟（酣甜）的枕边人或者同室人时，那种油然而生的哲学家一般的孤独感：

世界全睡我独醒……

讲真的，你并不孤独，睡不着觉的大有人在。

我们四川大学华西医院心理卫生中心心身障碍病房的医护团队给大家讲一讲，**睡不着觉该咋个办？**

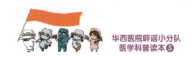

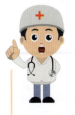

睡不着觉，学名为失眠，是指尽管有合适的睡眠机会和睡眠环境，依然对睡眠时间和（或）质量感到不满意，并且影响日间社会功能的一种主观体验。

不是安慰你，睡不着的人真的很多，据世界卫生组织（WHO）公布的数据，全世界平均四个人里面就一个人有失眠的问题。

"医生，是不是一晚上都睡不着才算失眠哇？"

真正一晚上都没闭过眼睛的人其实还是比较少的，从医学上讲，有以下情况都算失眠：

1. 晚上紧倒（很久）都莫法入睡（＞30分钟）。
2. 早上醒得早。
3. 睡眠质量下降，睡觉时一会儿又醒一会儿又睡（≥2次）。
4. 跟不失眠之前相比，总睡眠时间减少。
5. 同时有日间社会功能障碍。比如白天觉得累、情绪不好、记性不好或者随时都打瞌睡等情况。

"我们从小都被教育要'早起'，未必'醒得早'也没对？"

这要看你们晚上几点睡，以及醒得有多早!如果说，你晚上10点钟就睡了，早上5点钟起来那是正常的；但如果凌晨两三点钟才睡，5点钟就醒了，那就是失眠了。

一、失眠的类型

根据失眠发生时间的长短，我们分了三个类型：

1. 偶发性失眠

比如你今天晚上闷了一杯咖啡，喝了一杯浓茶，换了个不熟悉的地方睡觉，或者白天太激动，都可能会导致偶发性失眠。

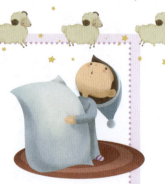

2. 短期失眠

当遇到应激事件时，可能会出现短期失眠。比如失恋，期末考试成绩一塌糊涂，甚至遇到车祸、吵架等都会引起你在这一段时期内出现失眠的状态。

3. 长期失眠

失眠时间＞3个月。

长期学习、工作带来的压力，以及慢性的疼痛、精神上的创伤以及其他疾病、药物可能会导致长期失眠。

二、失眠的原因

1.

心理因素

紧张、兴奋、担心等情绪，以及焦虑，抑郁等心理疾病，都会导致失眠，同时，失眠又会加重焦虑、抑郁。

2.

身体因素

内分泌功能紊乱、肿瘤、糖尿病和心血管疾病等常常与睡眠问题有关系。

3.

环境因素

比如噪声、光线太亮、睡觉习惯改变等环境变化，都会引起失眠。

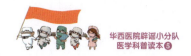
三、失眠的影响

身体上

1. 外貌变化

体重：失眠容易导致食欲增加或减少，可能长胖也可能变瘦。

皮肤：失眠或熬夜会带来黑眼圈、痘痘、胶原蛋白流失快等问题。

"医生，不都说睡不好会日渐消瘦吗？长胖是啥子来头？"

日渐消瘦是真的，但是日渐长胖也不是乱说的。

根据目前国际、国内的研究发现，睡眠不足7小时的人更容易发胖！睡眠出现了问题，可能导致代谢紊乱，你比别个胖的可能性就大了一点，更不要说反正睡不着于是去冰箱里头摸瓶可乐、整个泡面，或者点个外卖，不胖你胖哪个？！

2. 视力变化

容易导致视觉偏差，看不清，飞蚊症，甚至出现错觉。

3. 免疫力变化

身体变差，容易感冒或容易增加其他疾病患病风险。

4. 身体疼痛变化

睡不好觉，第二天起来脑壳痛、肌肉痛等酸爽的感觉你们应该经历过吧！

5. 死亡风险变化

睡不好觉可能导致心脏疾病，甚至发生猝死。

精神和心理上

1. 情绪变化

容易情绪不佳、情绪低落，甚至可能出现情绪高涨、易怒，或者反应迟钝。

2. 认知能力变化

整体的认知能力下降，记忆力、注意力、判断力等减弱，影响工作、学习效果。

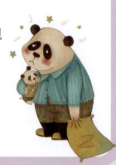

四、失眠该咋治

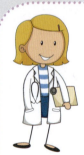

1. 心理治疗

现代社会节奏快、各种压力大，从小到老其实都有可能产生心理问题，从而出现睡不着的情况，这个时候请正视自己的问题或是关注家人的状态，不要讳疾忌医，很多时候接受正规的心理咨询和疏导后，解决了情绪或心理的问题，自然就睡得着觉了。

比如，治疗失眠的刺激控制法就是很有效的方法，遵循下面6个步骤1~2周，很多人都会奏效：

🔴 步骤1：只有觉得困了才上床。

🔴 步骤2：不在床上做与睡眠无关的事。（手机丢开！）

🔴 步骤3：如果20分钟或者连续两次无法入睡就下床活动，直到有睡意再上床。

🔴 步骤4：睡觉时不要老去看时间。

🔴 步骤5：无论几点睡的，早上准时起床。

🔴 步骤6：白天尽量不要躺在床上。

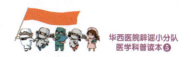
2. 药物治疗

"就是吃安眠药嘛，那个都敢随便吃啊，有副作用得嘛，要是上瘾了咋个办哦？！"

治疗失眠的药物常见的有地西泮（安定）、艾司唑仑、阿普唑仑、酒石酸唑吡坦、右佐匹克隆等。

首先，"是药三分毒"，不管是什么安眠药，都有副作用。但当睡眠已经严重影响了你的生活质量时，用一点药物帮助睡眠也是可取的，两害相权取其轻嘛。

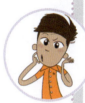

其次，任何安眠药都不建议长期服用。该服哪种安眠药，一次服多少量，服多久的时间，请一定去正规医院由医生给你判断，千万不要自己想起来就把人家的药抓来乱吃几颗。

下面这些传言靠不靠谱？

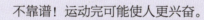

传言1　睡前做做激烈运动，把自己累到了就睡得好了！

不靠谱！运动完可能使人更兴奋。

运动是可以促进睡眠，但睡前做激烈运动比如跑步会激活交感神经系统，让人觉得兴奋而不利于睡眠。

可能有些喜欢夜跑的朋友要不同意了！那没有办法，有的人就是不管睡前做了啥子事，躺在床上都可以秒睡，但对于容易失眠、睡眠有障碍的朋友，那就真的不适合！

为了把影响睡眠的因素降到最少，建议在睡之前的三四个小时内都不要做剧烈运动，也尽量不要做令自己容易兴奋或者紧张的事。

传言2 睡不着就干脆喝点酒，醉了就睡了。

不靠谱！你是睡了，但你的身体还在给你捡脚子（收拾残局）！

醉酒对身体的伤害我们就不多啰唆了，光从睡眠角度来说，不要看你睡得鼾声振天的，但你的身体还在"嘿哟嘿哟"地代谢你喝进去的酒精。这样想想，你和半夜装鸡叫催长工起床干活的周扒皮也差不多了。

如果睡觉前你嘴巴"痒"非得喝点啥子，建议喝点热牛奶就行了（不要喝多了，毕竟半夜起来上厕所还是很麻烦的）。

传言3 紧倒睡不着，也必须躺在床上，不然失眠更厉害。

不靠谱！睡不着躺在床上，然后会摸出手机打开微信、游戏……

不管你入睡失败，还是半夜三更被尿憋醒再次入睡失败，只要你躺倒床上20分钟后不能入睡，就建议离开床，甚至离开卧室，等到有睡意的时候再回来躺下。

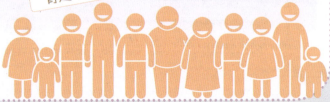

"哦，那就去书房里头耍手机哇？"

"真的想给你们的手机上个锁！"

"哈哈哈 肯定不得行噻！"

"耍手机哇？"

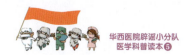
首先，手机的光线对褪黑素分泌会有影响，其次，你本来都有点瞌睡兮兮的，突然看到新闻了，看到哪个商品又打折了，游戏好不容易赢了一局，绝对精神一下就来了，还睡啥子觉嘛！

五、人到底睡几个小时最好

1. 不要去纠结该睡几个小时，没有标准答案

几乎每个人对睡眠时间的需求量是不一样的，对一部分人来说，晚上睡四五个小时第二天照样精力充沛；但有的人睡七八个小时第二天一样觉得没睡够。

虽然睡眠时长的个体差异大，但大家不要理解偏了，**没有标准答案≠喊你熬夜。**

2. 遵循生物钟

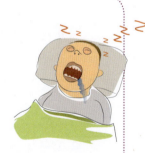

不晓得你们有没有这样的感觉：熬了一晚上的夜之后，需要好几天才恢复得过来。

按道理说，虽然头一天没睡够，后面一天补起就对了，咋会有种元气大伤的状态呢？嘿嘿……这就是我们说的生物钟在作怪了！

生物钟还真不是悬龙门阵，2017年的诺贝尔生理学或医学奖被3位美国科学家领走了，就是因为他们发现了"生物体昼夜节律的分子机制"，即证明了生物钟的存在和作用。

他们在研究中用果蝇作为示范生物，分离出一个控制日常生物

节律的基因，得出的结论就是——人的生物钟确实存在，而且当这个**生物钟与地球旋转保持同步时对人的身体来说最有利，也是最健康的。**

反过来说，如果你日夜颠倒，该睡觉的晚上去耍，该上班的时候又来打瞌睡，肯定影响身体健康噻……

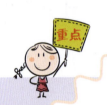

"医生，失眠真的好痛苦，到底咋个才睡得好？"

除了常规的少喝茶、咖啡、可乐这些含咖啡因的饮料，睡前少做激烈运动，少玩手机、打游戏等，再多送你们四个字：放过自己。

对于长期严重失眠的人，一定要去寻求医生的帮助，有时候靠自己真的没那么有效，你只需要好好配合就行了。

如果只是偶尔失眠，心头不要焦虑，也不要烦躁，偶尔一次睡不着不是大事。

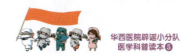

最后，推荐一个睡前的放松练习：

★ 躺在床上闭眼，想象有一套扫描仪器，它会上上下下地扫描全身。

★ 扫描仪逐一从头顶、面部、眼部、下颚、颈部、上臂、前臂、手部、肩部、胸部、背部、腹部、臀部、大腿、小腿直到脚扫一遍。

★ 这个过程会反复多次。扫描过程中你只需放慢呼吸，深呼吸，感受气息从鼻孔的一出一入，心中默念"呼气""吸气"，感受身体随着一呼一吸而逐渐放松。

天道"酬"勤。
有的人为减肥做出的最大努力，就是在吃火锅、烤肉、蛋糕的时候，配一瓶无糖饮料。
有的人为失眠做出的最大努力，就是在打游戏、耍手机、追热门剧集的时候，关上灯保持黑暗。
你猜这些人，他们最后都怎么样了呢？

耳鸣是一种很烦的疾病，如影随形，我该怎么办？

作者 / 四川大学华西医院　耳鼻咽喉头颈外科　郑　芸

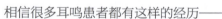

耳鸣是一种很玄的疾病，如影随形，
无声又无息，出没在耳底，
转眼——吞没我在噪声里，
我无力抗拒，特别是夜里……

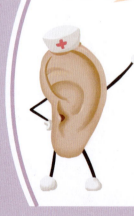

相信很多耳鸣患者都有这样的经历——

当你半夜三更睡不着，周围静悄悄又黑黢麻拱（黑灯瞎火）的时候，或者是头天熬了夜，脑壳有点昏的时候，或者是你感冒了，刚刚吃了药准备躺会儿的时候，这个声音就来了！

有时候像电视机莫得信号的"吱吱吱"，有时候像蚊子飞的"嗡嗡嗡"，有时候还像弱弱的电流声"嘤嘤嘤……嘤嘤嘤……嘤嘤嘤……"

耳鸣这件事，有些人的症状轻，偶尔发作，完全不影响生活。

但有些人症状比较严重，不仅影响日常生活，加上治疗有难度，甚至会引起失眠、焦虑等其他问题。

下面，作为耳鼻咽喉头颈外科的医生，我就来跟大家讲一讲，关于耳鸣的种种问题及治疗。

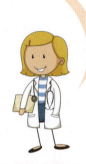

一、关于 耳 鸣

1. 什么是耳鸣？

耳鸣是指在没有任何客观声响的情况下，人主观上却感觉有声音。

比如文章一开头提到的，明明没有开任何电器，但却可以感觉到电流声，明明旁边没有蜜蜂、蚊虫在飞，但自己却感觉听得到蜜蜂、蚊虫的声音。

根据美国2012版《临床耳鸣实践指南》综合多项高水平研究的数据报告显示，全世界有15%~20%的人有耳鸣。

2. 耳鸣会听到哪些声音？

根据患者的描述发现，耳鸣患者听到的声音类型以及来源都不太一样，甚至有时候根本就描述不清楚耳朵里头"鸣"的到底是啥子声音！

除了我们上面形容的那些电流声、蜜蜂嗡嗡声，还有蝉鸣声、尖锐的嘶嘶声等。音量呢，有时候大有时候小，有时候还要变个调，鸣累了偶尔还会歇几口气再响！

嗯……是"人工智能·交响曲"没错了！

至于这些声音在哪里响，也是不一样的——有时候感觉是在耳朵头，有时候又在脑壳头，甚至还可能在空气中。

不管咋个说，这些声音只有你个人才听得到，而且越安静，你觉得耳鸣越大声。

"医生，为啥子有时候越闹我反而觉得耳鸣越大声嘛？！"

这说明你就不止有耳鸣的问题了，还可能有对声音过敏的问题！

3. 幻听与耳鸣

"医生，那我们隔壁有个邻居之前老说听到有人喊她、说她坏话，其实莫得人这样做，是不是也是耳鸣呢？"

不是！这种情况多半是属于幻听。

耳鸣者感觉到的声音一定都是没有实质性内容的单调声音；而幻听就丰富了，比如可以有音乐啊、唱歌啊、有人说话或对话等。如果有幻听，就不是耳鼻喉科可以搞定的了，建议去心理门诊或者是精神专科找医生看看哦。

4. 耳鸣的影响

轻度的耳鸣，通常声音较小，对日常生活没有什么影响，一般只在很安静的时候耳鸣者才会注意到，所以影响不大！

而比较严重的耳鸣，患者自己觉得耳鸣的声音太大影响了日常生活。

嗯，没错，确实是他们自己觉得！事实上国内外专家学者反复测过，**耳鸣声的实际响度通常只有10分贝左右，差不多就是讲悄悄话那么大点儿声。**

因为自己老是去关注耳鸣的问题，随时都觉得在受它的影响，不仅担心、着急，严重的时候还会引起焦虑、抑郁，陷入情绪的恶性循环之中。

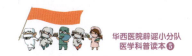

二、耳鸣的类型及病因

我们简单把耳鸣分为下面两种类型：继发性耳鸣、原发性耳鸣。

1. 继发性耳鸣

继发性耳鸣是某些已知疾病引起的，比如常见的中耳炎、药物、噪声、外伤等可能引起这类耳鸣。

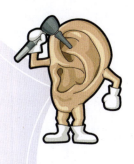

2. 原发性耳鸣

原发性耳鸣则指的是目前找不到何种原因引起的耳鸣。

但是原发性耳鸣患者也不用悲伤，2012年中国耳鸣专家共识报告显示，90%左右的耳鸣都是原发性耳鸣，也就是说，全世界起码有9亿人都跟你一样，是不是自己又得到了一丝安慰？

三、关于 耳 鸣 的误区

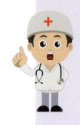

误区 1：

有耳鸣就一定会聋？

到底会不会"十聋九鸣""久鸣必聋"，我们医生每次上门诊都会被患者的这个问题问N遍！

确实，有的时候耳鸣发生后，耳聋就跟着出现了，难道耳鸣了就是要耳聋啊？！

为了验证一下"十聋九鸣"和"久鸣必聋"这两句民间说法到底是真是假，为了能更科学、更客观地回答大家的这个问题，为了彻底消除耳鸣者最常见的担心，我们做了个研究——

我们听力中心的医生随机选了400名耳鸣者，对他们进行跟踪研究，发现不是所有有耳鸣的人都会有听力减退，而在有听力减退最终出现双侧耳聋的人中，有部分人只有一侧耳朵有耳鸣。我们做了一堆堆的分析、一堆堆的证明得出结论——

耳鸣与耳聋并非互为因果，两者之间并无绝对相关性！

哎呀，意思就是：**耳鸣≠耳聋，有耳鸣不一定会耳聋。**

目前，这项研究还在继续，已经对1 000多名患者进行了研究，结论仍然是这样。

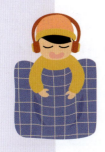

误区2：

戴耳机可以缓解耳鸣？

很多有耳鸣的人会相互推荐用戴耳机听其他声音的方式去应对耳鸣。说实话，这个方法有点像掩耳盗铃，没有真正解决问题，甚至还可能造成新的问题。

医生在这里要给你们说清楚，这种方法虽然可以用，但要**注意两点**：

🔸 如果你确实莫得其他办法又确实觉得耳鸣不舒服，特别是想睡觉又睡不着的时候可以用。

🔸 戴耳机的时候应控制好耳机的音量。国际上噪声性听力损失的标准是85分贝，差不多就是一个车流量比较大的十字路口或者热闹的饭馆的声音那么大。

不仅是耳鸣患者，即使是一般人，长期戴耳机，音量大到别人叫你都听不到的状态，都会导致听力受损哦！周围的噪声已经够多了，自己就不要再加码了！

误区3：

偏方可以缓解甚至治好耳鸣？

不管是啥子响铃草炖猪耳朵，还是这样清火药，那样解热散，给你们说统统都莫得用！

现在都啥子年代了，还是靠"听别个说"来医病的人，真的，我也不晓得该用哪个年代的话劝你了！

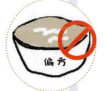

偏方

四、耳鸣的治疗

"医生，戴耳机不得行，偏方又说用不得，我之前也看过好多医生，去了好多诊所、医院，不是被骗就是被告知治不好，那你们华西的专家说一下，该咋个办嘛？"

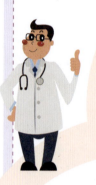

谈到耳鸣的治疗，确实是有难度，但不能一竿子打死就说肯定治不好！

首先，医生要排除继发性耳鸣，把相关病因找到，把病治好，耳鸣自然也就没有了。

其次，排除了继发性耳鸣后，医生还需从患者生活方式出发寻找耳鸣的原因，比如建议患者改善不良的生活习惯，如熬夜等。

悄悄咪咪地跟你说，连这些都不给你分析一下的医生，憋憋（绝对）不靠谱哟！

更重要的是，我们华西医院的耳鸣耳聋眩晕专科门诊经过长期临床观察发现，即使是高难度的原发性耳鸣，**经过深入充分的医患沟通，也有希望找到病因，从根本上把病治好！**

你看，我们真的不是在乱说，我们确确实实都在核心医学期刊发表了相关论文，并在国际、国内学术会上多次交流华西医院对耳鸣临床治疗的疗效，得到了很多同行的认可。

而临床上也遇到不少患者通过我们建议的改变生活习惯的方式，让耳鸣得到了缓解，甚至差不多可以跟它说"拜拜"了的案例。

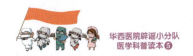

五、这三点会引起耳鸣、加重 耳 鸣

重点 除了上面已经提到过的情况，**耳鸣的发生及其严重程度还跟情绪问题、睡眠障碍和饮食等日常生活习惯息息相关**，需要特别注意如下三点：

● **第一**，耳屎太多，会引起耳鸣。如果处理干净了，就可以解决耳鸣的问题。

● **第二**，噪声环境下待久了，会引起耳鸣。比如你去迪厅酒吧嗨一晚上，KTV吼一晚上，或者是长期在高噪声的环境下工作不做自我保护，非常容易引起耳鸣。

● **第三**，不健康的饮食习惯也会加重耳鸣。吃东西没有规律、无节制，吃得太过油腻，吃太多生冷食物等都是不健康的饮食习惯。大家可能都不晓得，咖啡因可能会增加耳鸣的严重程度。**耳鸣严重的人可以试下一段时间不喝咖啡、可可、茶，不抽烟，耳鸣可能会明显减轻哦！**

华西医院专家说：
抽血检查单上的
胆固醇、甘油三酯有↑↑箭头，
该咋个办？

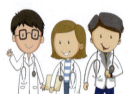

作者 / 四川大学华西医院　心脏内科　张昕　祝烨

我们在剥虾壳壳，同事只有剥毛豆壳壳；

我们准备干杯喝啤酒，同事只敢举杯矿泉水；

明明说好一起出来吃饭长胖的小伙伴，为啥子你说都不说一声就变了？

小伙伴解释，前段时间体检发现抽血的单子上胆固醇、甘油三酯都有向上的箭头，而这两项没对，多半就是遭了高脂血症，要制止这个状况，就要少吃油，最好也不要喝酒！

下面，我们心脏内科的医生一起来给你们说一说，**抽血检查单上胆固醇、甘油三酯都出现了↑↑箭头**，到底是不是得了高脂血症？高脂血症又该如何治疗呢？

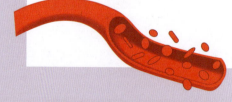

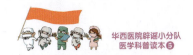

一、什么是高脂血症？

血脂是血液中胆固醇、甘油三酯和类脂（如糖脂、磷脂、类固醇等）**的总称。**

血脂异常通常指血液中胆固醇和（或）甘油三酯升高，俗称高脂血症。

血脂之甘油三酯

甘油三酯由甘油与3个分子的脂肪酸化合而成，是人体储存能量的重要方式。当身体需要更多能量而食物补充不足时，甘油三酯可以分解为游离脂肪酸与甘油，让身体利用。

我们平时吃到嘴巴里面的各种好吃的肉（脂肪）和包子、馒头、米饭（碳水化合物）在进入肠道后，一方面，脂肪微粒在胰腺分泌的脂肪酶作用下分解为甘油三酯，另一方面，食物在小肠被吸收后，碳水化合物会被分解为葡萄糖，而肝脏则以葡萄糖为原料生产甘油三酯。

平时，那些胖娃儿说的运动减肥，吼的"燃烧我的卡路里"，其实燃烧的就是这个甘油三酯。

甘油三酯就像能量补充包，为身体存储能量，通过血液运输到各个组织器官那里去。当它升高就会让心血管疾病风险增加，而重度高甘油三酯血症（≥5.65 mmol/L），还容易诱发急性胰腺炎。

血脂之胆固醇

胆固醇是生命活动中不可缺少的重要物质，我们体内的胆固醇有两个主要来源，一个是靠吃，约占30%。正常人每天膳食中的胆固醇，主要来自动物内脏、蛋黄、奶油及肉等食品；另一个是肝脏合成的内源性胆固醇，约占70%，人体内每天可自身合成约1g的胆固醇。

饮食摄入的胆固醇在小肠吸收入血液，而肝脏合成的胆固醇并不能直接进入血液，而是随着胆汁进入小肠，再从小肠吸收入血。

说起胆固醇，大家都晓得胆固醇高了要得这样或那样病，但是，并不是所有胆固醇都是不好的！

接下来，给你们摆（说）一下"好"胆固醇和 "坏"胆固醇！

先说"好"胆固醇——高密度脂蛋白胆固醇

人体内多余的胆固醇主要通过肝脏代谢。高密度脂蛋白胆固醇是胆固醇转运的一种载体，可以将血液中多余的胆固醇及黏附在血管壁上的胆固醇运回肝脏去，以防胆固醇在血管中过多地聚集，避免动脉粥样硬化的发生，从而减低心脑血管疾病的发生风险，所以被喊作**"好"胆固醇**。

再来说说讨厌的"坏"胆固醇——低密度脂蛋白胆固醇

肝脏合成的胆固醇可通过与载脂蛋白结合形成低密度脂蛋白胆固醇转运到肝外组织细胞，满足它们对胆固醇的需要。

低密度脂蛋白在动脉血管的"旅行"过程中，一旦发现动脉内膜有损伤，就会停下来慢慢沉积在血管内膜下形成黄色斑块样物质，逐渐积累，并导致管腔狭窄。这一过程就叫动脉粥样硬化。

当为心脏供血的冠状动脉出现了动脉粥样硬化，如果这个黄色斑块持续增大，造成血管腔狭窄超过50％的时候，就会引起冠心病。

当斑块表面出现破溃，导致急性的血栓形成，把冠状动脉堵塞住，那就形成了急性心肌梗死，严重的时候可以诱发恶性心律失常，导致猝死发生。

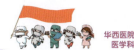

如果上述过程发生在大脑动脉，就引起脑动脉硬化、脑梗死、脑出血等。

如果发生在其他部位，可引起肾动脉狭窄，下肢动脉硬化、闭塞等。

所以，**低密度脂蛋白胆固醇确实是个坏"娃娃"！**

二、如何 看懂 血脂检验单？

每个人拿到抽血的化验单，第一眼看的都是单子上有没有箭头符号，如果有箭头，嘿，脚杆儿都要吓炽！

但是，不能光看这些箭头来判断自己是不是得了高脂血症！

血脂必测项目主要包含四项：

总胆固醇（TC）

甘油三酯（TG）

低密度脂蛋白胆固醇（LDL—C）

高密度脂蛋白胆固醇（HDL—C）

不同人群低密度脂蛋白胆固醇"正常水平"是不同的， 所以不能仅仅只看化验单上血脂的正常参考值范围，错误地认为各项血脂参数都在正常参考值范围内就是健康的。

比如你年轻、不吸烟、不肥胖、父母没有心血管病、没有高血压和糖尿病，低密度脂蛋白胆固醇只要不超过4.1 mmol/L就没有好大问题；如果已经发生冠心病，还合并糖尿病，低密度脂蛋白胆固醇超过2.1 mmol/L就应治疗。

因此，血脂是否控制在理想范围，不能单看化验单里面是否有箭头；是否需要降脂治疗要考虑到很多因素，需听从医生的建议。

三、**哪些人需要** 定期检查血脂？

以下六类人群，需要定期检查血脂情况：

- 有冠心病、脑血管病或外周动脉粥样硬化的患者。
- 有高血压或糖尿病的患者。
- 肥胖者、吸烟者。
- 有冠心病、脑中风或外周动脉粥样硬化性疾病家族史者，尤其是直系亲属中有早发冠心病（男性<55岁，女性<60岁）或早发脑血管病或早发外周动脉粥样硬化病（男性<55岁，女性<60岁）者，家族中有高脂血症者。
- 有黄色瘤的患者。
- 45岁以上的男性和绝经后的女性。

这六类人群需要每年进行血脂检查，而对健康的成年人来说，可每隔3~5年检查一次，最好每年一次。

四、**如何治疗** 高脂血症？

高脂血症有继发性和原发性之分。

对于继发性高脂血症患者应首先针对病因进行治疗。

酗酒、肥胖、糖尿病、药物、甲状腺功能减退、肾上腺皮质功能亢进等可导致继发性高甘油三酯血症，而甲状腺功能减退、肾病综合征等患者则可出现继发性高胆固醇血症。

对于原发性高脂血症患者，一旦发现血脂升高，首先应改变生活方式，包括：

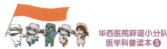

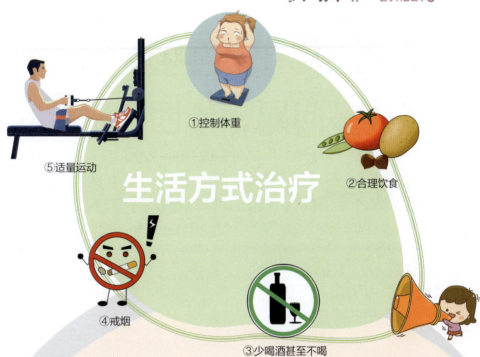

①控制体重

⑤适量运动

生活方式治疗

②合理饮食

④戒烟

③少喝酒甚至不喝

对进行生活方式治疗的患者，在6~8周需要复查血脂水平，已达标或有明显改善者应继续坚持生活方式治疗，3~6个月复查；如持续达标，以后每6~12个月复查。

通过生活方式治疗还是无法控制住血脂水平的高脂血症患者还需要药物治疗。

目前我国临床常用的降脂药物主要有**他汀类**（如辛伐他汀、氟伐他汀、阿托伐他汀、瑞舒伐他汀、普伐他汀、匹伐他汀）、**贝特类**（如非诺贝特、苯扎贝特等）、**烟酸类**（如烟酸缓释剂）、**胆固醇吸收抑制剂**（依折麦布）以及PCSK9抑制剂（依洛尤单抗）。

药物治疗开始后4周复查血脂、肝酶、肌酶及肾功能；服药3~6个月LDL-C水平仍未达标者，应调整他汀类药物剂量或种类，达标后每6~12个月复查。

当然，最重要的还是那句话：

乖乖听医生的话！

关于冠心病的

这么多问题，华西医院专家

一次性来说清楚！

作者/四川大学华西医院 心脏内科 贺 勇

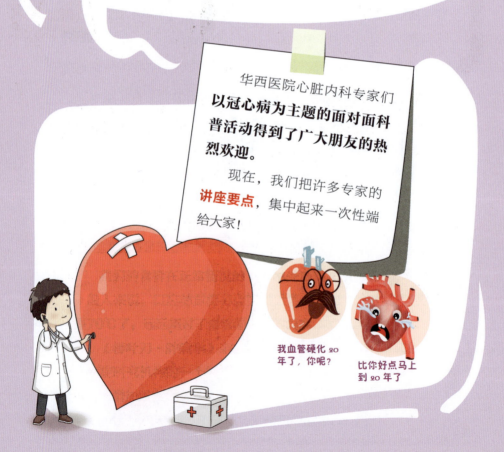

华西医院心脏内科专家们以冠心病为主题的面对面科普活动得到了广大朋友的热烈欢迎。

现在，我们把许多专家的**讲座要点**，集中起来一次性端给大家！

我血管硬化20年了，你呢？

比你好点马上到20年了

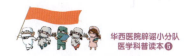

一、什么是 冠心病？

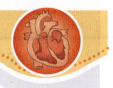

冠心病全称是冠状动脉粥样硬化性心脏病，是由于供应心脏营养物质的血管——冠状动脉发生粥样硬化，导致心脏血供不足而出现的一系列症状。

1. 冠状动脉粥样硬化斑块

冠状动脉发生粥样硬化，主要是指粥样硬化的斑块堆积在冠状动脉内膜上，使冠状动脉管腔狭窄甚至闭塞，导致心肌血流量减少、供氧不足，心脏不能正常工作。

简单地说，这个斑块就像水管用久了，管道壁上附着的水垢，让水管变窄甚至堵塞，水流就不那么通畅了。

人从10多岁开始，就会出现冠状动脉粥样硬化，哪个都跑不脱，只是有些人凶（厉害），有些人不凶而已。

当冠状动脉狭窄到达一定程度并造成心肌供血不足时，就是冠心病了！

2. 多少人有冠心病？

冠心病的死亡率在世界因病死亡的疾病中排第二位，差不多每10.5秒就有一人被心血管疾病夺去生命；而在中国，冠心病死亡率就占首位。我国有约1100万冠心病患者。

2017《中国心血管病报告》中公布的近25年的疾病死亡率变化，心血管病又是其中的"佼佼者"。

二、冠心病的 表现

冠心病分为五种类型：

无症状心肌缺血（隐匿性冠心病）、心绞痛、心肌梗死、缺血性心力衰竭（缺血性心脏病）和猝死。

按病理生理过程及发病缓急来分，主要又分为慢性稳定性冠心病和急性冠脉综合征，后者还包括不稳定性心绞痛、急性心肌梗死和猝死。

慢性稳定性冠心病主要症状为：

胸痛、胸闷、胸部及咽部压榨感、紧缩感，特别是与活动相关，也有患者表现为气短，爬楼梯、上坡比之前觉得累、喘，嘴唇变紫。

急性冠脉综合征主要症状为：

胸痛发作更剧烈、持久、频繁，患者常有濒死感，伴呼吸困难、大汗、发热、惊恐、恶心、呕吐，甚至晕厥、休克、心搏骤停。

问： 医生，我有个同事从来没喊过胸口不舒服，体检心电图也没有问题，但为啥子还是遭了心肌梗死？

答： 对于心肌梗死的患者来说，70%在发病之前都是没有早期症状的。

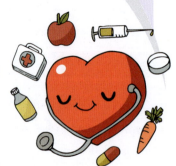

问： 那好吓人哦，莫得症状咋个预防呢？

答： 可以结合其他因素判断是否是冠心病高危人群，具体往下看。

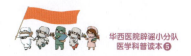

三、哪些人容易得冠心病？

◎ 家族史

如果家里有人得了冠心病，那你得这个病的概率可能要大一点。但是注意了，我们用的是"可能"，而不是"百分百"。

◎ 男性

比起女性来说，得冠心病的男性更多。

◎ 年龄

年龄越大，血管用得越久，冠状动脉粥样硬化病变的情况就会越厉害，一般从45岁起冠心病开始高发。

但最近这几年，越来越多的幼儿园才毕业10多年的人也加入了冠心病患者的行列。我们遇到的急诊送来的20多岁的患者还不少，最年轻的才16岁！

◎ 疾病

比如"三高"（高胆固醇、高血糖、高血压），高尿酸血症等。

◎ 生活习惯

说起这一点，还是不外乎那几个老生常谈的因素，如熬夜。

就在上个星期，我们医生从急诊接到一个24岁突发心肌梗死的男娃子，就是生活不规律、长期抽烟，发病之前接连抽了3包烟，结果就在华西医院急诊科见了！

问： 医生，抽烟、熬夜这些肯定不好，但不是说每天喝点酒，尤其是红酒能够软化血管，对身体好得嘛？！

答： 这种说法确实很盛行，很多人也坚信不疑。但是，这里我们要给大家分享一个最新的研究结论：**饮酒是全球疾病负担的主要危险因素，在15~49岁人群中，近10%的死亡归因于饮酒。本研究分析的结果表明，最安全的饮酒量是0，即不饮酒。**

也就是说，只要喝酒，不管是哪种酒，就会对身体有伤害！

这篇文章是2018年8月发表在国际上权威的医学杂志——《柳叶刀》上的，由全球上百位科学家合作，对195个国家和地区超过2 800万人在1990~2016年的饮酒所导致的疾病负担进行数据分析后，做出的大型研究结论。

文章明确提出，适度饮酒对健康的那么点儿好处，会被酒精带来的健康风险完全抵消，而且喝酒越多，对健康的影响也越严重。

对于普通人尚且如此，更何况冠心病患者呢？所以还是不沾酒最好！

四、冠心病的 治疗

冠心病的治疗目前主要有三种方法：

药物治疗

如果狭窄不严重，医生会根据你的病情开具相关药物进行治疗。

外科手术治疗——搭桥

从你身体其他部位取一根没堵的血管或者是用血管替代品，重新连接狭窄或堵了的部分，让血流畅通，改善心肌缺血的情况。整个手术需要开胸。

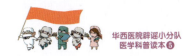

内科介入性治疗——支架

在手腕上或者大腿上开一个小口口，从血管插入一根非常细的导管，在冠状动脉造影的帮助下置入支架，使血管腔扩大，改善心脏血流。

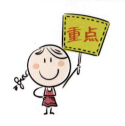

重点

问：医生，搭桥和支架究竟该咋个选？

答：搭桥手术需要开胸、创口大、恢复时间较长，**一般来说，当患者有很多根血管都病变且比较严重，或者有不适合接受心脏介入手术安支架的情况下，才会建议患者做搭桥手术；而支架介入手术创口小，恢复时间短，更多人会选择这一方式治疗。**

不过，并不是说安支架创口小就绝对安全，搭桥要开胸就非常危险。任何一种手术都有着它的风险，具体该怎么选，需要根据患者自身情况由医生综合考虑后给出建议。

问：据说好多做了支架手术的都遭了二火（二次），医生，我还年轻，干脆直接做搭桥要得不？！

答：前面我们就说了，手术都有风险及副作用。

对于介入支架手术来说，有些人安了支架后血管内膜过度增生，导致支架又堵起了，这个叫作支架再狭窄，经过这么多年的努力，发生概率下降到5%~10%了。还有0.5%左右的患者可能出现急性支架血栓，这个就非常危险！其实，更多的情况是有些人危险因素没有得到很好的控制，支架以外血管的其他部位又遭起了，需要再次治疗。

而对于搭桥手术，如果你做了以后还不忌嘴、不迈开腿，抽烟、喝酒、熬夜样样来，搭桥血管还是有很大概率会再堵塞或狭窄啊！还不是要遭二火！

所以，还是那句话，不要盲从，听医生的话，根据自己情况分析利弊后再选择。

五、关于冠心病的*这些说法*对不对？

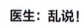

1. 冠心病不用安支架、搭桥，可以通过运动、饮食恢复。

医生：乱说！

首先，不是所有的冠心病都需要做手术治疗。适当运动和健康饮食在冠心病不严重的情况下对身体有益。

其次，如果你心血管都堵得来影响正常生活甚至危及生命了，还去运动，尤其做激烈的运动，那更容易加重病情甚至导致猝死！

最后强调一点，我们说的健康饮食不包括那些饮食偏方，啥子醋泡花生米、醋泡姜、醋泡香蕉，没有用！当然你就是喜欢这个酸溜溜的味道我们也不反对吃。

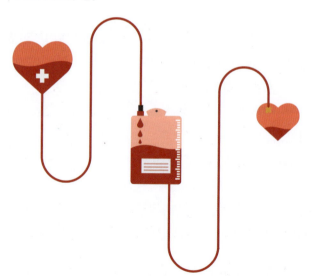

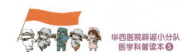

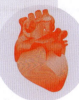

2. 一到医院就喊安支架，医生为了挣钱心太黑了！

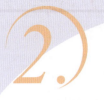

医生：我的心又没有拿去泡过醋，黑啥子黑？！

首先，治疗冠心病首选是药物，只有出现了严重的狭窄才需要通过手术处理。

其次，啥子程度才算严重？经常出现的情况是送来我们医院的病人，他们身上的一根或几根血管都是堵了90%及以上的。不要觉得堵一两根血管不存在问题，身体里头还有好多根没堵起。给你说，有时候一根血管堵起了可能就要命哦！特别是在急性冠脉综合征的情况下！

最后，支架手术对技术及设备要求高。网上有些"医院"说不需要手术就可以治愈冠心病。你们一定看清楚这些"医院"到底是啥子医院，有莫得这种技术和能力，所谓的"专家"究竟是专家还是"砖家"！

3. 安了支架不能做磁共振，也不能过安检坐飞机？

医生：又是乱说！

目前市面上的金属支架都是顺磁性，不受常规医疗强度磁场影响，照磁共振、CT、B超这些都可以！

至于坐飞机，安检随便过哈，那个报警器一般不得惊叫唤。

当然，可能在极少数情况下，遇到某些鬼精灵的安检仪器可能会报警，不过你和安检人员解释清楚就行了！

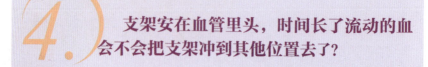

4. 支架安在血管里头，时间长了流动的血会不会把支架冲到其他位置去了？

医生：不会！

支架植入后6~12个月就被内皮细胞包覆，成为身体的一部分，不会引起排异反应，剧烈运动后也不会移位，更不会被血流冲走！

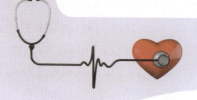

5. 冠心病的药一吃就是一辈子，副作用大！

医生：前半句是对的，后半句错了。

冠心病患者很多都伴有高血压、糖尿病，这些药是需要一辈子吃的。

安了支架的患者，对于防止动脉粥样硬化进展的药物——他汀类药物，也需要长期吃。

至于抗血小板药物如氯吡格雷、阿司匹林等药物，更需要严格在医生指导下吃。

千万不要私自停药！

啥子药都有副作用，但是我们都反复说了，两害相权取其轻，医生指导用药肯定会考虑这些问题，关键在于你们要听话按时复查，定期监测自己的状况。

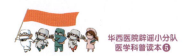

6. 硝酸甘油和速效救心丸随时备在身上救命?

医生:这个做法可以有!

对于发作过心绞痛的患者,应该随身携带一些急救药物。当出现胸闷、胸痛、气短等症状时,要立即停止活动,坐下或者躺下,立即含服硝酸甘油或速效救心丸。

注意了,硝酸甘油不能直接丢在嘴巴头吞了,而要放在舌头下含服。

还有,硝酸甘油的有效期一般为1年,但如果你经常打开盖盖儿,一般有效期只有3~6个月,随身携带的药受到温度、湿度等影响,最多28天就要换哈!

特别提示:

一般吃了药3~5分钟可缓解,如果没缓解赶紧打120,或者就近送正规医院。

六、你们最不想做的 复查

不管是哪种程度的冠心病,定期复查都非常重要!

医生要看你的血管情况怎么样,吃了药的效果怎么样,监测手术后支架的情况,预防血栓和再狭窄出现,从根本上预防和治疗冠心病。所以必须按时复查!

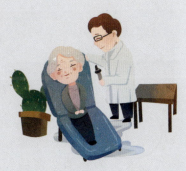

华西医院专家说：肥胖就是一种病，得治！

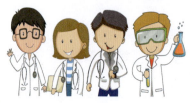

作者 / 四川大学华西医院　内分泌代谢科　童南伟
临床营养科　胡雯

胖，真的是万恶之源。

先不要说**破坏了颜值，油腻了形象**，绷断了皮带，撑烂了衣服，关键是一啪啦这样那样的病就找上门来了，简直躲都躲不赢！

"医生，我也晓得长胖不好，莫法得嘛，我吃得也不多，还不敢吃肉，但就是一上秤，那个数字就止不住地往上涨」"

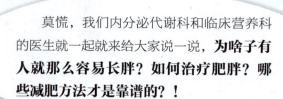

莫慌，我们内分泌代谢科和临床营养科的医生就一起就来给大家说一说，**为啥子有人就那么容易长胖？如何治疗肥胖？哪些减肥方法才是靠谱的？！**

一、肥胖的危害

真的不是说来吓你们，胖的人容易得下面这些病：

⚫ **心血管系统疾病** 比如高血压、脑卒中、冠心病等。

⚫ **内分泌系统疾病** 比如多囊卵巢综合征、女性月经紊乱，性腺功能减退等。

⚫ **代谢异常** 比如糖尿病、血脂紊乱、高尿酸血症、脂肪肝等。

⚫ **呼吸系统疾病** 比如肺功能异常、睡眠呼吸暂停综合征等。

⚫ **骨骼疾病** 比如骨质疏松症，痛风性关节炎、慢性骨关节炎等。

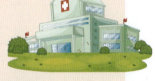

⚫ **其他** 如胆囊炎与胆石症，眼睑上的黄色病变。

以上与肥胖相关疾病可以简单叫作**代谢异常综合征**。

除此之外，在2018年《国际癌症杂志》发表的一篇有关4 000万人的大数据研究发现，肥胖还会增加18种癌症风险，体质指数（BMI）每增加5，子宫内膜癌、食管腺癌等18种肿瘤的风险就会相应升高。

二、不是所有"胖"都是"胖"

"医生，我们周围的人就没有几个说自己不胖的！到底哪种才算得上医学标准上的胖喃？"

确实是，大家可以观察一下，一般天天吼起减肥闹得最凶，吼得最大声的，多数都是那些不胖的，而那些真正胖的，一般都觉得自己不算好

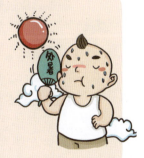

胖，还"匀称"得很。

到底哪种才是医学上说的"肥胖"呢，下面**用三个简单的方法可以检测出来！**

● 方法一　BMI指数

体质指数（BMI）=体重（kg）÷［身高（m）］^{2}。

这个全球通用的指数大家都应该晓得，一般来说，亚洲人BMI指数在 22.6~27.4 为超重，≥27.5 为肥胖。

当然，有些人群不适用于BMI指数，比如专业的运动员，人家这样肌那样肌都发达，肌肉本来就比脂肪重，按照BMI指数算下来就不能反映肥胖水平。

还有老年人，随着年龄增长，肌肉含量肯定减少得很多，按照这个公式来算可能会低估老年人的肥胖水平。但莫得关系，还有第二个办法！

● 方法二　测脂肪含量

生物电阻抗法（BIA）、超声检查、双能X线吸收法（DEXA）、CT、磁共振等方法都可以测脂肪含量及分布，其中最精确的要算CT和磁共振了！

"医生，像很多健身房都有体脂测试，人家也可以测脂肪含量得嘛？"

这类仪器只是可以在一定程度上看一下人的体脂，但是要精准地看脂肪分布的话还是要通过CT和磁共振哦。

当然，如果不是非常有必要医生不得让你去做这种检查测脂肪含量的。

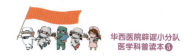

● **方法三** 量腰围

男性腰围 ≥ 85 cm，女性腰围 ≥ 80 cm，就是腹型肥胖了！

但这个标准与身高有一定关系，身高太高或太矮，用这公式就不准确。

如果手边莫得尺子，还可以用眼睛目测。

你站直低头向脚的方向看，如果明显看到肚儿突出，即使你的BMI指数是在正常范围内，那你也是属于腹型肥胖。

如果你肚子大得连脚都看不到，那你就是腹型肥胖得凶了！而比起胖得匀称的那种，腹型肥胖的危害更大！

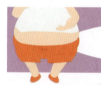

三、所有的胖子中 啤酒肚的危害最大

虽然都是吃出来、懒出来的脂肪，但人家还多任性的，随意分布！

运气好的，脂肪只长在该长的地方，运气一般的，至少胖得均匀，运气不好的就只胖大腿啊、只胖脸啊，甚至就是只胖肚儿。

这种腹型肥胖，也叫中心性肥胖，就是大家说的"啤酒肚"！

⚠ 1. 啤酒肚不一定是啤酒惹的祸！

首先要明确一个概念，啤酒肚跟啤酒没有必然的联系！不然为啥子有些人从来不喝啤酒，还是有啤酒肚嘞？

造成腹型肥胖的原因有很多，但绝对是跟长期不健康的饮食习惯有关，比如爱吃高脂肪、高能量的食物；还跟不健康的生活习惯有关，如爱加餐、吃宵夜，还与活动量少有关系！

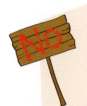

2. 啤酒肚的危害更大!

啤酒肚相比于那些胖得匀称的胖,对身体的危害更大。

先不说内脏脂肪含量多引起的各种问题了,就光从糖尿病患病率来说,肥胖人群患糖尿病的风险是正常人群的3.7倍,而腹型肥胖患者风险可达到正常人群的10.3倍。

3. 男性更容易遭啤酒肚

随着年龄的增长,脂肪更容易待在男性的肚儿那一圈,所以男性更容易发生腹型肥胖。

而女性的脂肪增长主要向躯干和大腿两个部位聚集,更容易遭外周性肥胖。

女生们先不要高兴太早,虽然腹型肥胖者发生代谢综合征的危险性较大,但是外周性肥胖者减肥更困难!

四、容易长胖? 看看有没有这**四个习惯**

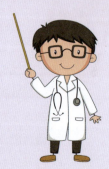

肥胖的发生是一个非常复杂的过程,除了与遗传、中枢神经异常、内分泌功能紊乱、代谢等因素相关之外,**跟你吃多少、动多少等生活习惯是有重要关系的。**

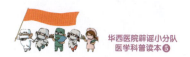

"医生，我其实都尽量在控制饮食了，感觉一个星期都吃不到半斤肉，咋个还是越长越胖呢？"

爱吃肉的确是对脂肪增长有一定影响，但还有这下面的四个误区，也是大家常常容易一脚插进去而不自知的凼凼（坑）。

误区 1. 爱喝浓汤

一到冬天，羊肉汤、骨头汤、滋补鸡汤各种汤都来了，浓汤里面的营养很少，脂肪很多。尤其那些不吃饭、不吃菜、只喝汤的人，你喝的每一口汤都是热量哦！

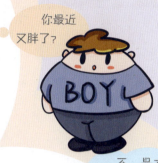

你最近又胖了？

不，是衣服买小了点

误区 2. 吃食物吃得烫

吃食物吃得烫，尤其烫火锅，毛肚、牛肉一下锅就拈完了的那种人，给你们说，比起动作慢的人更容易长胖！

因为吃得烫的人吃东西速度一般比较快，容易让大脑反应不及时，第一筷子塞进去，大脑还没产生"我饱了"的信号，你就又往嘴巴头塞第二筷子了，这样肯定就容易吃超标了噻！

除了容易长胖以外，吃得烫还容易引发口腔溃疡、食管溃疡和食管炎等问题，增加患食管癌的风险。

误区 3. 吃过多甜食

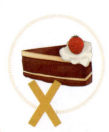

很多人常常觉得自己没有咋个吃糖，但是却忘了杯不离手的各种饮料，尤其是各种碳酸饮料、鲜榨果汁、浓缩饮料、加糖加奶的咖啡、奶茶，这些东西喝进身体头最后都成了脂肪！更不要说桌上到处堆的饼干啊、威化啊、巧克力啊各种零食了。

他们哪里是没有吃糖，他们只是没有吃糖的原型而已。

误区 4. 就想坐起或躺倒

人完全不想运动，连丢个废纸要像投掷手榴弹一样，为了少上次厕所憋尿，你不胖，哪个胖？！

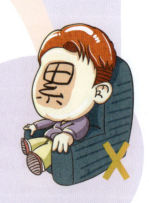

"医生，是不是年龄长大了也容易胖哇？我年轻的时候随便咋个吃都不长，一过了四十岁，就是'见风长'……"

年纪大了，由于运动量减少、久坐的时间增加、基础代谢也没有年轻的时候高了，偏偏吃得还是那么多，甚至更多。也就是吃进去的没减少，能量消耗的却没原来多了，你不胖哪个胖嘛？从能量消耗角度来说，站比坐好，动比站好。

五、减肥**万能方式**

其实道理大家都晓得，肉来如山倒，肉去如抽丝。想要减肥的人们，不要老是想精想怪，不要老是想有捷径可以走，重点还是这句老话：

重点

科学减肥=少吃+多动

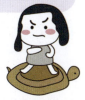

减肥全吃素
不如去跑步

当然，为了体现我们的专业和体贴，接下来再上3条建议，针对3种不同需求的人群！

如果，你是第一次进医院想找医生看肥胖的同志，**请先到内分泌科专家门诊咨询。**

如果，你是因为饮食结构不健康或需要营养支持的肥胖同志，**请到营养科专家门诊咨询。**

如果，你的肥胖度已经严重影响到生活质量（BMI≥32，或BMI≥27.5伴有2型糖尿病且胰岛功能良好），一定要看医生！

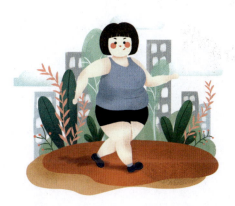

六、这些减肥的 方法可不可靠?

据说,吃辣椒可以减肥?

如果说四川人的"吃嘛,不辣"是骗人的话,那四川人说的"吃嘛,吃辣椒可以减肥"这句话,还真的不是完全在骗你!

先上结论:平时吃的辣椒不减肥,但辣椒里面含的辣椒素有一定的减肥促进作用。

辣椒素是含有生物碱类的植物化合物,具有调节能量代谢、调节血脂、抗炎、增强胰岛素敏感性等生物学效应。

越来越多的研究结果表明,当食用一定剂量的辣椒素时,可以减少胃酸分泌、减弱胃动力、增加饱腹感、刺激机体产热、增加脂肪酸的氧化、促进能量消耗,从而达到控制体重、减少体内脂肪积累的目的。

但是,吃辣椒≠吃辣椒素,辣椒里还有很多其他杂七杂八的东西,光吃辣椒是不可能瘦的!并且辣味还会刺激食欲,一不小心就可能会吃多哦。

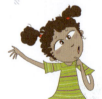

"吃辣椒的时候辣飞飞的,还要流汗,能不能相当于运动流汗喃?"

吃辣椒不能代替运动!

首先,尽管辣椒对于新陈代谢有一定的促进作用,但消耗的热量微小到几乎可以忽略不计。

其次,出汗是人体的一个必要的散热机制,吃辣椒会出汗和运动消耗热量完全是两码事,是辣椒素和神经系统耍的"把戏"。相当于你喝了热水、在太阳坝头晒了个把小时一样,都会引起身体排汗散热。

最后,出汗跟热量消耗也没有直接关系,即使运动,也不是出汗越多,消耗的热量越多,两者是没有直接关系的。

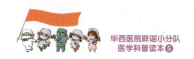

据说，左旋肉碱可以减肥？

左旋肉碱是一种类维生素，在脂肪分解中充当"搬运工"的角色。所以首先得需要大强度运动，使脂肪动员起来。服用左旋肉碱可提高脂肪的氧化速率，减少糖原消耗，缓解运动疲劳，它并不能直接帮助减肥！

因为左旋肉碱制剂在大剂量过量服用下可能产生一些不良反应，在已有的病例报道里提到过：过量服用左旋肉碱可能引起中枢神经代谢及神经传导异常，同时对心肌细胞有一定影响。

因此，一定要在医生或营养师的指导下服用！

如果哪个跟你说不用锻炼，光吃左旋肉碱一个月就可以瘦10斤的，那你要多个心眼，多半里面违禁添加了利尿剂、减肥药等。

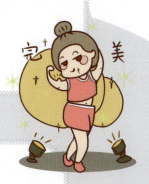

据说，抽脂可以减肥？

如果你是BMI正常，就是腿腿壮点、腰杆粗点、手臂肉多点，妄想通过抽脂来解决问题，我就劝你算了！

抽脂确实可以马上就看到效果，但抽出来的脂肪只是皮下脂肪，内脏脂肪依然是那堆内脏脂肪，啤酒肚还是那个啤酒肚，该得的病一样会来找你！

我就是长不胖，应该咋个办？

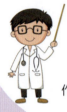

作者 / 四川大学华西医院　临床营养科　程懿

　　每回我们一发关于减肥、长胖有关的科普，总有一小拨人要出来拉仇恨：

　　因为比起别个喝水都要胖2斤的人，这些瘦子们也有自己的烦恼——

　　瘦，胸肯定就小；
　　瘦，冬天肯定怕冷；
　　瘦，抱起还硌人。

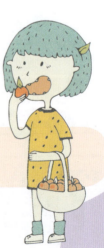

下面我就来告诉你们这些瘦子，
咋个科学地长肉！

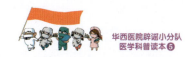

一、哪种才算得上是真瘦子？

有的人觉得自己"瘦"，其实并不是真的瘦了；有的人已经非常瘦了，但还是觉得自己"胖"！

是不是真的瘦，还是来看下面**这个公式**：

$$体质指数（BMI）=体重（kg）÷[身高（m）]^2$$

对亚洲成年人来说，BMI低于18.5就属于过轻的体重。

因为这个指数没有计算人体肌肉含量，所以也只是有一定参考作用。比如有些人虽然看起来瘦得很，但人家身体一样很健康！

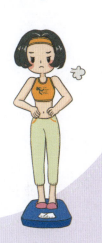

二、想长胖，先要排除疾病

每个人身边确实总有那么一两个特别的人，再咋个吃都长不胖，让人好生羡慕！

但是先不慌去羡慕别个，如果他每天都吃很多+不咋个运动+BMI过轻+再咋个都长不胖，那你劝他**最好去医院头找医生看一下，尤其要检查下胃肠道功能及内分泌情况。**

因为有的人太瘦是疾病引起的，比如肠胃问题，被某些病

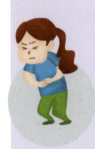

毒、寄生虫感染，甲状腺功能亢进症、糖尿病、癌症等情况都会引起体重不增加甚至下降。

当然，如果之前都是正常体重，最近没有故意减肥但突然消瘦了很多，那就更是疾病的征兆，必须要尽快去看医生。

如果确定是疾病引起的体重过低或者体重不增加，那找到病因治好病后，你的肉慢慢儿就会长起来！

三、要长胖，要吃 也 要动

如果你没有疾病的问题，但就是长不胖，那可以试试下面营养师的增重办法：

总体来说，长胖的办法跟减肥是一样的——吃+动

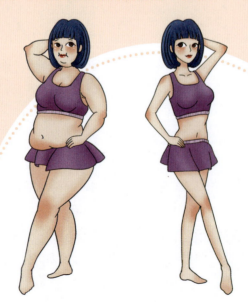

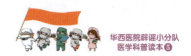
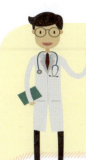

这样吃

一句话版

在保证一日三餐的情况下，每天有2~3次加餐，可以选择一些高能量食物，包括零食。

啰唆版

🔴 每日三次正餐定时定量

吃饭的时间要固定，吃饭的量也要定量。

少吃多餐，慢慢嚼，不要端到碗几下就吃完了！毕竟其他人吃快了容易长胖，你们这些代谢率高的瘦子虽然长不胖，但吃快了真正能吸收的营养也就没多少了。而细嚼慢咽对瘦子来说，正好可以增加食物消化吸收利用率。

🔴 改变进餐程序

先吃浓度高、营养密度高的食物，再吃其他食物，多摄入高蛋白质、高能量饮食，这是增重的秘诀。

浓度高、营养密度高听不懂哇？用接地气的话就是扎实点的、营养更高的东西！

比如，在你面前摆了一桌子的菜，瘦子就先要拈那些扎实的牛肉、鹌鹑蛋来吃，然后再搭配点蔬菜！这样就不存在你先吃几口豌豆尖儿就把自己喂饱了的情况出现。

🔴 选择适度烹调的食物

尽量选择蒸、炖、煮、焖、烩等适度烹调的食物，尽量不吃油炸、煎烤的食物。

咦，医生，咋个说一说的又感觉是在说减肥了？

健康的道理都是相通的！

要长胖的不吃油炸、煎烤的食物是为了少吃油、低热量；而瘦子些不吃是因为这些东西不容易消化，不消化也就吸收不到啥子营养！还咋个增重嘛？！

注意了，有一点跟减肥不一样：想增重的人要少吃坚硬以及含有大量粗纤维的食物，因为这些东西吃多了满足不了瘦子的要求，达不到长肉的目的！

● **吃东西的时候，要有好心情**

保持愉悦、放松心情，可以增进食欲，促进胃肠道消化吸收。

紧张、焦虑的心情不仅会造成食欲下降，还会使代谢率提高，从而消耗更多的热量。

这样动

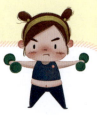

"医生，我又不是减肥，再运动那不是更瘦了啊？！"

NO！NO！NO！想长胖的人，一样需要运动！

保证适当、规律的运动可以帮助你们增加肌肉，在增加肌肉的同时身体也会更好哦！

主要有下面两种运动：

①**轻度运动：** 如慢跑、散步、跳舞等有氧运动，可增加胃肠道蠕动，增进食欲，促进食物吸收。建议每周2~3次。

②**增重运动：** 比如健身房的那些哑铃、杠杆等各种大坨坨，还可以做一些无氧运动，这类训练可以增加肌肉比例。建议每周2~3次。

提示：增重期间每周称一次体重哦，每周增重0.5~1kg比较合适。

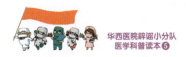

四、还有一个办法，**帮助你长胖**

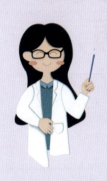

对于有些人来说，既没有啥子疾病，也按照上面那些科学地吃，合适地动，但体重还是长得慢。

如果是这样的情况，建议你去正规医院的营养科找专业的营养师咨询一下。比如可以到华西医院临床营养科，请营养师给你定制肠内营养制剂。

因为这个**肠内营养制剂都是粉粉**，一般兑水或者兑牛奶，像奶娃儿吃的那种粘粘（káokáo，糊状食物）一样当作加餐（这是重点，不是当主食）就可以了。**肠内营养制剂营养密度高，营养均衡，容易消化，可以减轻胃肠道负担。因为是量身定制的，所以针对性也比较强。**

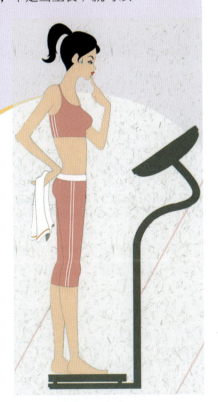

华西医院专家说：

眩晕 ≠ 头昏 ≠ 头晕 ≠ 贫血 ≠ 颈椎病，

你的脑壳被整昏莫得？

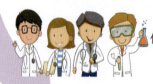

作者 / 四川大学华西医院　神经内科　何俐　张亚男
四川大学华西临床医学院　董书菊

你们大家有没有眩晕过？

"就是脑壳昏嘛，肯定有噻！比如考试没考好的时候，做错事遭批评的时候，给娃儿辅导作业的时候……恨不得当场昏过去算了！"

"我每回跍（gū，蹲）下去一会儿再站起来，就感觉天旋地转，晕惨了，他们说是贫血造成嘞！"

"我最近脑壳一车（一转）就开始晕，他们说是我电脑、手机用多了遭颈椎病引起嘞！"

"还有，我一打游戏就觉得晕，他们说这叫3D眩晕，是不是哦？"

……

是，这些都是晕，但并不全是眩晕，

不是说脑壳昏就是眩晕，
不是说脑壳晕就是眩晕，
也不是说贫血就是眩晕，
更不是说颈椎病就是眩晕，

"医生，你这段绕口令都把我看晕了，到底啥子是眩晕嘛？！"

确实，大家对于眩晕的认识有很多误区，这既耽误了寻找眩晕病因的最佳时机又影响了治疗。下面，**我们华西医院的专家就一起来给大家摆一摆**，啥子是眩晕，以往大家**对眩晕的认识到底错在哪里**！

一、啥子是 **眩晕**？

眩晕是人对空间定位障碍而产生的一种动性或位置性错觉，比如觉得眼前的人、物在转，觉得整个人轻飘飘的，或者觉得自己在转……眩晕是我们医生在临床上最常见的症状之一，绝大多数人这辈子都经历过。

国外曾报道过，眩晕患者居门诊常见症状的前三位；在普通人群中，眩晕的患病率为20%～30%，且患病率随着年龄的增长而逐渐增加，其中50%～60%的老年人有眩晕症状。而在老年门诊中，因为眩晕看病的比例有81%～91%。

虽然这么多人都眩晕过，但我们敢打包票，你们对眩晕这个症状的了解还差得远！

二、眩晕 ≠ 头昏 ≠ 头晕

医　生：你哪里不好了？

患　者：医生，我经常脑壳昏！

医　生：是头昏？脑壳昏昏沉沉的那种？

患　者：嗯，可能是嘛，有时候还觉得站不稳！

医　生：那可能是头晕，是啥子晕法，你描述一下？

患　者：咋个晕啊？就是晕噻！有时候甚至觉得周围东西都在转！

医　生：那要先做个检查搞清楚，看到底是头昏、头晕还是眩晕！

患　者：唉？都是脑壳晕得嘛，还不一样嗦？

是的，在很多人眼中，**眩晕＝头昏＝头晕**，但是，在医生眼中，**眩晕≠头昏≠头晕**，三者不仅症状不同，病因也不一样。到底有啥区别，请往下看。

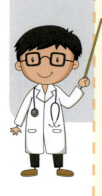

☞ **头昏：** 主要是持续的头脑昏昏沉沉或迷迷糊糊，一种不清醒的感觉。多数是因为全身疾病或神经症引起的。

☞ **头晕：** 头重脚轻，在走路、站立，或在坐、躺看东西时，间歇性地出现自身摇晃不稳的一种感觉。多数是由前庭系统、视觉或深感觉病变障碍引起。

☞ **眩晕：** 是指客观上不存在，但患者坚信自身和（或）外物按一定方向旋转、翻滚、漂浮、升降的一种感觉。

比如，明明你面前的这个人没有动，坐得规规矩矩的，你非要说他在转圈圈。简单来说，眩晕就是一种"运动幻觉"，患者自己常有天旋地转的感觉，而这种情况一般是由前庭系统病变导致的。

看哇，这样一分析，是不是突然发现你以为的
头昏、头晕、眩晕之间的差别真的还是很大的？

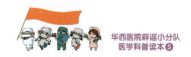

三、眩晕是小病？

不管是眩晕还是头晕、头昏，很多人都觉得如果只是偶尔出现这种情况，不是对生活影响很大的话，一般不会去医院看！忍一忍、躺一躺、喝点热水、眯下眼睛，一会儿就对了！

但你们晓不晓得，眩晕这种症状可能是疾病的提示哦！

1. 眩晕的三种类型

目前，眩晕主要分为周围性、中枢性和精神心理性眩晕三大类。其中周围性眩晕最为常见，占所有眩晕类型的80%，是中枢性眩晕的4~5倍。

2. 引起眩晕的常见疾病

周围性： 良性阵发性位置性眩晕/耳石症、前庭神经元炎和梅尼埃病。

中枢性： 前庭性偏头痛、脑血管病（特别是后循环缺血）以及桥小脑和后颅窝肿瘤。

精神心理性： 常常伴发精神异常，如焦虑、抑郁。需排除其他原因。

 其中**后循环缺血**是比较严重的一种，而且通常由于症状不典型，很容易发生误诊和漏诊，所以发生眩晕要及时去看医生，不能大意。

四、怎样判别自己是哪种眩晕？

问： 精神心理性疾病引起的眩晕还比较好识别，但对于我们这些根本看不懂啥子前庭神经元炎、后颅窝、桥小脑这些术语，更不晓得这些在脑壳前面还是后面，是中间还是上面的人，又咋个区分得出自己犯的是哪种眩晕呢？

答： 来看看下面的表，你们就可以晓得自己犯的眩晕到底是周围性还是中枢性了！

周围性眩晕和中枢性眩晕的鉴别

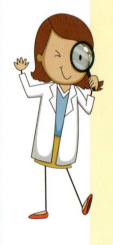

分类	周围性眩晕	中枢性眩晕
病变部位	内耳半规管、前庭神经、前庭神经核	脑干、小脑和大脑等
眩晕程度	重	轻
发作持续时间	数秒到数天，自然缓解或恢复	数天到数月
体位及头位影响	体位或头位变动时眩晕加重	很少
意识障碍	无	可能有
中枢神经系统症状	无	经常有
眼震	眼震幅度小，多为水平或水平加旋转	眼震幅度大，眼震形式多变
耳蜗症状	常伴耳胀满感、耳鸣、听力减退	不明显
自主神经症状	恶心、呕吐、大汗、面色苍白	少且不明显
前庭功能试验	没有反应或减弱	正常

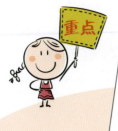

重点

总结一下：

如果眩晕症状比较轻，脑壳或者身体姿势变化时没有加重眩晕的，那你多半是中枢性眩晕；但如果眩晕症状比较重，脑壳或者身体的变化还会加重眩晕的情况，甚至还会恶心、呕吐、大汗等，那多半是周围性眩晕。

问： 医生，一开头我问的打游戏容易出现的3D眩晕，属于哪一类喃？

答： 3D眩晕是由于来自视觉的大幅度和高频率的运动刺激超过了大脑的自我调节范围，导致你出现恶心、呕吐及眩晕等不适的症状，但脑壳里面并没有啥子病变，当终止这些过度的刺激后症状就会消失。

所以，所谓的3D眩晕不是一种病，而是有些人身体的正常反应，最好的办法就是，你不要这个游戏！

问： 我们经常听说的那个美尼尔氏综合征，是属于哪一类呢？

答： 你们说的美尼尔氏综合征，其实就是我们之前在周围性眩晕中提到的梅尼埃病，只不过换了一种说法而已。

梅尼埃病主要是由于内耳膜迷路积水导致的反复发作的眩晕，伴有耳闷、耳胀及波动性的听力下降，一般眩晕持续时间数分钟到数小时，是常见周围性眩晕中的一种。

五、眩晕跟这些病基本没有关系

> **问：** 医生，说了半天你咋没说贫血、脑供血不足、颈椎病、脑血管痉挛会引起眩晕嗬？
>
> **答：** 没说是因为它们之间的关系真的不是那么大，最多只有一滴滴儿关系！

是不是又颠覆"三观"了？来嘛，我们挨到给你们说一下三个对眩晕认识的误区。

 误区 1：眩晕＝贫血＝脑供血不足

> **问：** 我经常跐了一会儿再站起来，脑壳就要晕一会儿。他们说这种头晕跟贫血和脑供血不足有关系！医生，是不是这样的哦？
>
> **答：** **首先，** 贫血是要引起头晕的，并不是你跐了一会儿站起来有点晕的情况就肯定是贫血。这种情况更多是体位变化导致短暂的脑灌注不足。只要你起来的速度慢一点，动作小一点，缓一会儿一般都可以缓解，部分患者还要警惕体位性低血压。
> **其次，** 所谓的"脑供血不足"，是很不规范的说法，现在没有啥子检查可以证实这种脑血管非正常又缺血的状态。硬要说的话，这种情况专业术语叫"后循环缺血"，主要是动脉粥样硬化引起的。跟脑梗死一样，有高血压病、糖尿病、心房颤动和血脂异常等情况的人容易遭！
> 虽然头晕和眩晕是后循环缺血的常见症状，但这个病发

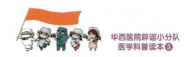

作时一般还伴有动作不协调，言语、吞咽功能障碍等症状。所以，单纯的眩晕是这个病的可能性比较小！

最后，很多人认为眩晕多半是因为贫血或者脑供血不足引起的，还架势（使劲）吃血旺儿啊、猪肝啊、枣子等这些来补血。即使你是贫血引起的头晕，靠吃血旺儿、猪肝、枣子等还是不能从根本上解决贫血问题的！

总结：贫血会晕，但不是眩晕；后循环缺血会眩晕，但常常不仅是眩晕；如果只有眩晕这个症状跟这些病关系都不太大！

 误区 2：眩晕＝颈椎骨质增生＝颈椎病

问：医生，我本来就有点颈椎骨质增生，最近脑壳随时都在眩晕。我妈说是手机要多了、电脑看久了遭的颈性眩晕，是不是哦？

答：确实，很多人都以为自己脑壳晕、眩晕多半跟颈椎或者颈椎骨质增生有关系，但事实上不是这样的！

首先，颈椎骨质增生≠颈椎病。颈椎病包括血管型、神经根型、脊髓型、交感神经型和食管压迫型颈椎病。颈椎骨质增生只是表示你的颈椎发生了退行性病变，不是说检查出来你有颈椎骨质增生就是得了颈椎病了！

其次，颈椎骨质增生会引起眩晕，但这种情况发生的概率非常小。因为颈椎骨质增生引起椎动脉病变很少见，而且病变部位主要是在椎动脉起始段和颅内段，而不是颈椎那一节。

最后，不管是老母亲诊断的还是你自己在网上查到的"颈性眩晕"，并不是指由于颈椎病导致的眩晕，而是说的因为颈椎深感觉异常所导致的空间定位障碍或失衡的非特异性感觉！

这句话有点难懂，大致意思是：眩晕的发生跟你颈项前伸后屈或左右活动有关，且眩晕持续时间短，当颈项的问题解决好之后，眩晕也就跟到好了！

再说得确切一点：因为缺乏公认、客观的确诊方法，目前相关的指南和共识中已经不建议用"颈性眩晕"的概念了。以后还有跟你讲"颈性眩晕"的医生，你可以主动跟他说，你"out"（落后）了！

总结： 颈椎出了问题引起脑壳晕的情况很少见，所以眩晕绝大部分情况都不是颈椎病惹的祸哦！

 误区 3：眩晕＝脑血管痉挛

问： 医生，之前我脑壳不舒服去做了个头颅彩超，结果检查出来说可能有脑血管痉挛，怪不得我要眩晕哦！

答： 在门诊，很多患者拿到自己"可能有脑血管痉挛"的报告，就"诊断"自己眩晕的原因找到了！甚至报告都懒得拿给医生看就直接回家了！

脑血管痉挛这种脑血管病变，可能是出现局部或弥漫性的脑灌注不足而引起眩晕，但头颅彩超检测的是血流速度不是血流量，就像不能说一条河的流速慢就代表河的水流量少一样。

光靠看个彩超报告就断定自己的眩晕是脑血管痉挛造成的，恐怕也太随意了吧！再加上脑血管痉挛病变也不是引起眩晕的常见原因，所以有可能你的眩晕是其他的问题导致的哦！

总结： 脑血管痉挛跟眩晕可能有关系，但不能单纯靠头颅彩超就认定这两者一定有关系，具体病情要由医生来做出判断。

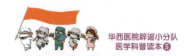
六、出现**眩晕**到底该**咋个办？**

1. 去医院

不要觉得眩晕莫得啥子，眩晕发作时需要及时到医院就诊，不能简单根据检查报告自己判断病因，以免延误诊断和治疗。

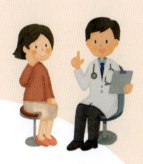

2. 做治疗

根据不同的眩晕类型，有不同的治疗方法——

周围性眩晕：对症治疗，短期使用前庭抑制剂控制眩晕症状，并进一步明确病因。

中枢性眩晕：除对症处理外，还应注意识别眩晕病因，避免误诊和漏诊。

精神心理性眩晕：去心理卫生中心接受正规治疗。

刮点口腔黏膜

就能看娃儿有哪种**天赋**？

华西医院专家说：

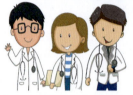

没那么简单！

作者 / 四川大学华西医院　精神医学研究室　赵连生

最近有一种"天赋检测"的说法在家长群中有点火，据说，只要在嘴巴头刮几下，就可以晓得娃儿将来是钢琴家，还是数学家，是适合当长跑运动员，还是适合安安静静坐在电脑前当个IT美男子/女孩子；甚至还可以晓得娃儿的智商、情商、抗压能力、成功指数……

这种又便捷，看起来还有点高端的检测方式，到底靠不靠谱呢？

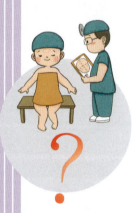

首先，我们华西医院的科学家要表个态：这种天赋检测，目前没有那么靠谱。

"不慌，医生，你们华西医院还有科学家？"

你们不晓得了哇？我们华西医院连续5年在"中国医院科技影响力排行榜"上名列全国第一！

我们不仅有生物治疗国家重点实验室、2011生物治疗协同创新中心、转化医学国家重大科技基础设施、国家老年疾病临床医学研究中心等8个国家级科研平台，还有大量科学家从事医学科学研究和技术创新，个个都厉害得很！

下面，我们**专门研究遗传的专家就来跟家长们讲一讲**，关于**天赋基因检测的事情**。

一、他们口中的天赋基因

天赋基因到底是啥子?

这些检测中说的天赋基因,大致包括这些:生下来就有或者比较有优势的一些特点,比如毅力、责任心、自律能力、认知能力、记忆力、学习能力、语言表达能力,数学、音乐、舞蹈、运动天赋……甚至可以细化到你的娃儿到底适合长跑还是短跑!

当然,如果你交的钱多一点,可以检测的天赋也就更多——比如新奇探索、幸福感等。

在我们看过的天赋检测广告中,80%以上的都拿人家爱因斯坦、贝多芬来说事,意思是,如果让爱因斯坦天天练钢琴,让贝多芬天天学奥数,那这两个天才还是天才吗?

妈呀!有没有感觉说到家长们心口儿头去了?!

"说不定我的娃儿就是天才钢琴家,可惜从来没让人家学过钢琴,我嘞个天,中国一颗冉冉升起的钢琴之星就这样被耽误了!"

你看,他们用讲事实、摆道理、换位思考的方式,让家长们觉得,这个天赋检测太重要了!

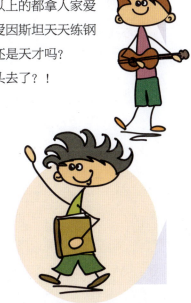

二、我们所说的**天赋基因**

看完了他们说的"天赋基因"，**现在来看我们华西医院专家说的天赋基因是啥子！**

1. 基因

在大家眼中神神秘秘的基因，其实对科学家来说，也一样神秘，毕竟就现有技术和知识来说，人类对它的了解还很不够。

基因是生命的遗传密码，它储存着生命生长、发育等生命过程的全部信息。**一个人有3万个左右的基因，**而这些基因与环境相互作用，决定着人的生老病死。

2. 天赋基因

天赋是一个人生来所具有的禀赋和特点，比如大脑的生理结构的某些差别如脑组织（脑髓）的大小厚薄、沟回曲率，身体的某些特征如身高、视力、音色等，是成长之前就已经具备的个性化特性，也是后天才智发展的物质基础。

更通俗点说，也就是大家理解的学习能力、记忆、运动、逻辑思维、创造力等一系列优秀的特质。

作为人类的一种特质，天赋与基因之间必然存在着密切的联系。但是，关系有好大，到底3万个左右的基因里面，哪些跟哪些又影响到另外的基因，最后才能产生一种天赋，我们真的都还没搞清楚。

所以，当晓得有"天赋检测"这种产品的时候，我们内心最初是慌张的。作为天天混在实验室、看各种前沿文献，跟各种认得到认不到的分子、细胞打交道的人，连业界有这么牛的发明都不晓得？

而深入一了解，我们就笑了！

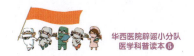
三、为啥说目前"天赋基因检测"
还缺乏科学依据

下面来详细说一下，为啥子我们对这个"天赋基因检测"如此不以为然！

1. 天赋跟基因有关系但环境也非常非常重要！

人的遗传主要来源于父母的基因和新产生的遗传突变，然而个体的发育结局是遗传与环境共同作用的结果。

那遗传对这些特质或者疾病有好大影响呢？

遗传学家用"遗传度"来表示遗传对某个遗传特质的影响程度大小，遗传度越高，表示受遗传的影响越大，而遗传度越低，表示受环境的影响越大。

根据现有的研究结果，我们简单列举一些常见的特质或疾病的大概遗传度（见右表）。

看嘛，就连我们最关注的孩子的智力，遗传度也仅为50%的比例，所以基因并不是我们生长发育的唯一影响因素，环境的影响、后天的努力同样很重要，有些时候甚至更大。

复杂疾病及性状（特质）	大概遗传度
身高	85%
体重	70%
智力	50%
气质	80%
哮喘	60%
类风湿关节炎	60%
骨质疏松（手部，膝部）	50%
肥胖	80%
精神分裂	85%
抑郁症	35%

2. 哪些基因影响哪种天赋目前还不清楚

"专家你说的对！后天环境的作用当父母的都很重视，但我们还是很关心天生的部分，毕竟培养娃儿的方向都错了，确实耽误人家一辈子！还是做一个检测找下方向感哇？"

既然第一点没说服大家，那又接到来看。这次我们不看环境，就只看基因。

你们有考虑过这三个关于天赋基因检测的问题吗？

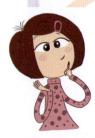

问题1

对人的哪些基因做了检测？

问题2

哪些基因决定哪些天赋搞清楚没有？

问题3

检测的结论是咋个得出来的？

"我问过一家可以检测2万多个基因的机构，差不多覆盖人总基因量的80%以上了，他们说量大准确率就高哇？"

首先，我们要郑重地说，人类的基因组复杂。

其次，这些复杂的特质和基因之间的复杂程度远远超过一般人的想象，举个例子大家感受下：人类有46条染色体，而每一条染色体中平均有6 800多万个碱基对……说实话，我们这些专业学遗传的人都没搞清楚哪个基因决定成功，哪个基因

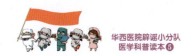

决定幸福感。这个问题实在是太复杂了，他们是咋个得出结论的？！目前这些复杂的特质和基因之间关系的结论，是建立在群体水平之上的，也就是说主要通过两组人群来比较差异，不可能简单地把这些群体的结论用在个体上。

随便举个例子：100个高个子父亲的儿子平均身高通常会比100个矮个子父亲的儿子平均身高要高，但是，其中肯定会有一个或者几个矮个子父亲生出来的儿子，个子超越了一个或者几个高个子父亲生出来的儿子。

虽然目前是搞定了人类全基因的测序工作，但是有关基因是如何影响这些复杂特征的研究，目前并没有一个明确的结论。

如果科学研究都是这么简单的事情了，那我们就不用抠脑壳了，头发也就保住了！

3. 所谓的天赋到底该咋个衡量？

这就更是我们想跟大家扯一扯（聊一聊）的话题了！

比如，检测"幸福感"，一个人幸福感强不强，靠基因来说话可能就很玄了！毕竟，上班被领导批评了很丧气，下班吃顿火锅、串串、烧烤，幸福感又恢复了！

再比如，情商这个东西，哪种程度算高，哪种又算低呢？

还有，责任心、自律能力、毅力这些东西，本来就没有一个定性的标准，又咋个去衡量责任心够不够，自律能力强不强，毅力好不好呢？

人本来就是个复杂的生物，个体差异也非常大，每一个孩子都有自己的独特性。

4.关于各种基因检测技术

许多家长很容易被看不懂的各种检测技术迷惑，一会儿是二代测序技术，一会儿又是啥子WES。反正意思就是，"技术高大上，结果精准稳，搞快来做检测"！

在我们专业人员来看，**二代测序主要是通过新的技术原理使测序的效率大大提高**。但是这些说得再咋个凶，都只是一种测序技术，与基因跟天赋关系的解释莫得关联。

毕竟，人家彼此之间啥子关系你都没搞清楚，用再快、再好的技术有啥子用？

5.检测后对娃儿真的好吗？
不见得！

你有没有想过，万一娃儿做了检测，智商、成功、幸福感、自律能力、学习能力某一项出现不合格的结果，你到底是信还是不信？又该咋个处理这种结果？

如果结果说你娃儿有钢琴天赋，但是人家就不喜欢钢琴，就想踢足球，那你是逼着他学钢琴呢，还是放弃所谓的"天赋"呢？

从伦理学的角度来讲，天赋基因的检测可能会为孩子带来自主性缺失、基因歧视等一系列负面的影响。

毕竟做这些检查的多半都是幼儿园、小学的娃娃，一辈子还那么长，很可能出现家长根据这个报告而忽略了娃儿的主观意愿，反而引起反作用。

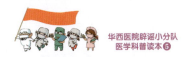

四、基因检测也有靠谱的

"专家，听你这样说，感觉现在沾到基因检测的都不可信？"

不不不，大家不能以偏概全，这里我们只是认为目前"天赋基因检测"这种项目要得到非常靠谱的结论还差得有点远，但由于科学技术的不断发展，**基因检测确实早已经成功地运用在一些疾病检测、药物使用上。**

比如怀孕时做的羊水穿刺基因检测，就能筛查出是否有唐氏综合征。

比如对于乳腺癌、结直肠癌等遗传性肿瘤中相对发病率较高的疾病，通过肿瘤易感基因筛查，能够预测患该类疾病的可能性。

再比如，由于人的个体差异，即使服用同一种药物，效果和反应却不同，可以通过药物基因组学检测，确定哪些人不适合用这类药物，避免严重不良反应的发生。

总结一下，**一些性状和疾病的遗传是很复杂的，其往往是基因和环境交互作用的结果。** 目前人类对这些复杂性状和疾病遗传规律的认识还很有限，需要遗传学家们做大量深入的研究。

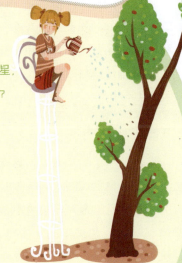

每个家长都巴不得自己娃儿是人群中最闪耀的那颗星，
其实天赋又何止成绩好、琴弹得好、跑得快这些呢？
想想你的娃儿，
吃一样的饭，体重总比别个重一些，
摔一样的跤，爬起来总比别个快一些，
受一样的委屈，心态总比别个乐观一些，
有一样不靠谱的父母，成长得不比别个差一些，
这些都是了不起的天赋呢……

华西医院专家告诉你：

火锅和食管癌之间，到底是啥子关系？

作者 / 四川大学华西医院　胸外科　袁勇　杨梅

过节，你们去哪里耍了嘛？

是去最热门的景区看风景？

是在健身房精神百倍地撸铁？

还是在屋头加班、做作业？

不管你们咋个耍，我敢说，你们绝大多数人都干了这件事——**吃火锅！**（对的，鸳鸯锅也算！）

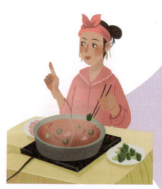

毕竟火锅是四川人的灵魂，火锅对于四川人来说就是真爱！

"医生，火锅是好吃，但是他们说吃多了要遭食管癌得嘛！"

各位吃货看官，这次"他们"终于没有乱说了，食管癌跟火锅的确有点关系，但是又莫得必然的关系，所以今天我们胸外科的医生和护士长一起来揭秘：

火锅和食管癌之间，到底是个啥子关系？！

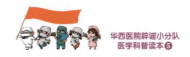

一、食管 ≠ 黄喉儿

食管，是我们人体消化道的一部分。

"医生，这个不消（需要）说了，我们都晓得食管就是黄喉儿嘛！"

不是的！

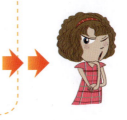

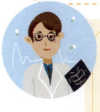

食管是我们吃了东西顺到往胃里面走的那根管子，而黄喉儿是人家猪、牛的主动脉，是血管！

悄悄咪咪地给你们说，火锅里头烫的那种黄喉儿用专业的话来讲，应该叫主动脉壁哦！

二、患食管癌的中国人有点多

食管癌是一种常见的消化道肿瘤，顾名思义也就是食管上发生了病变引发的恶性肿瘤。这个病多发于40岁以上，以男性为主。

虽然全世界都有这个病，但我们中国人的患病率确实有点高。

来，看一组对比数据，你们就晓得为啥子医生这样说了！

食管癌	全球	中国
恶性肿瘤死亡率排名	排名第六	排名第四
发病人数	57.2万	30.7万
死亡人数	50.8万	28.3万

（数据来源：国家癌症中心公布的最新统计结果）

看哇！中国的食管癌发病率和死亡率占了全球一半了！

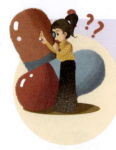

"医生，都那么多人得食管癌的了，你还说跟吃火锅莫得关系？！"

首先， 中国人那么多，不是个个都喜欢吃火锅。

其次， 按照你们"火锅吃得多=食管癌多"的逻辑，那不是我们四川啊，还有隔壁子的重庆，肯定就是全国食管癌发病最高的地区嘛？！

然而，事实并非如此。

2009年，有专家做了一个关于食管癌的研究，发现：虽然四川属于食管癌高发区，但四川并不是最高的——

研究结果显示， 当时食管癌高发区在我国**主要分布在河南、河北、山西三省交界处的太行山南麓，特别是河南省的某些地市。**这些地区的食管癌发病率和死亡率在世界范围内都是最高的。

所以，**食管癌跟人家火锅莫得必然关系，** 至于跟哪些因素有关系，请接倒往下看！

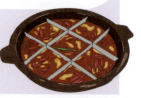

三、引发**食管癌**的原因

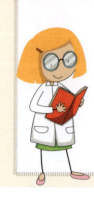

目前对食管癌确切的发病因素还不太清楚，但我们的研究人员从有食管癌的患者身上发现了以下一些共同点，这些都可能是导致食管癌的危险因素：

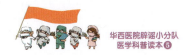

● 遗传

食管癌的一个流行病学特征是明显的家族聚集现象，提示遗传因素在食管癌的发生中占有相当重要的地位。

最近，我国专家发表于国际权威杂志《自然遗传学》的一篇文章，通过在全基因组层面上，开展多中心、大样本、反复验证的基因与疾病的关联研究，分析鉴别出了与食管癌疾病发生相关的遗传基因。

● 疾病

1. 胃食管反流病。

2. 胆汁反流。

3. 食管细胞癌前病变（巴雷特食管）。

4. 贲门失弛缓症并伴有吞咽困难。

5. 肥胖。

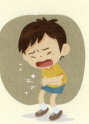

● 生活习惯

1. 吸烟：食管癌的发生率增加3~8倍。

2. 喝酒：食管癌的发生率增加7~50倍。

3. 没有吃足够的水果和蔬菜：导致缺乏某些微量元素及维生素。

4. 食物过硬、进食过快、咀嚼不充分。

5. 长期吃、喝过热的食物和液体。

在上面我们提到过的食管癌高发区，**主要致癌危险因素还有亚硝胺及其毒素。**

在这一堆因素里面，遗传不是我们能选择的；减肥、戒烟、戒酒说得嘴巴都起茧子了就不再啰唆了；多吃蔬菜水果是从小老母亲就叮嘱的事，好好照做就对了！吃东西太快，吃慢点就是了！

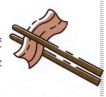

只有最后一条——**长期吃太烫，喝太热的食物**，医生要好好生生（好好地）给你们摆一下！

四、吃得烫对**食管**的影响

1. 吃太烫会灼伤食管

食管的表面都覆盖了柔软的黏膜，在接触到超过安全温度的食物时，食管的黏膜就会被轻度灼伤，如果是偶尔被灼伤的话，很快可以自己恢复。

但如果在破损还没有愈合的情况下，你一口接一口、一顿接一顿地吃得烫，这样长期持续性的刺激就很可能会导致黏膜发生病变，从浅表性炎症、溃疡发展成恶性增生，增大患食管癌的风险。

所以，你们**那些喝茶、喝咖啡非要喝得很烫的人，**那些吃火锅心头慌都不等冷，拈起来就朝嘴巴头塞的人，这些**真的是很不好的习惯哦！**

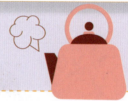

2. 哪种程度才能算烫?

"医生，每个人对于烫的概念不一样得嘛，有些我吃起没觉得好烫的东西，换个人吃又觉得烫死人，你说该咋个界定这个烫的概念喃？！"

我们的食管在正常情况的下，耐受高温在50~60℃，但对一般人来说，**口腔都觉得有点烫的时候，食物的温度其实起码是70℃了，**远远超过了食管能承受的温度。

《柳叶刀·肿瘤学》杂志在2016年发表过WHO下属的国际癌症研究机构的一个报告，其中明确提出饮用65℃以上的热饮可能增加罹患食道癌的风险。

所以，一般来说，**65℃以上的食物就算烫了。**

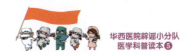

再说了，东西烫不烫，你们自己的嘴巴、舌头未必莫得数啊？！如果你硬是要说这个温度还好，吞下去完全可以接受，那你真的要考虑下，是不是因为你的食管已经受伤成习惯了？！

"医生，吃得太烫我晓得不好了，那冰凊（qiàn，冰凉）的东西吃太多得不得影响食管喃？黏膜得不得病变喃？"

虽然有研究提示低温环境会增加罹患肿瘤的风险，但仍缺乏低温饮食与食管癌的发生风险的直接相关证据。

不过可以肯定的是：长期吃冷的食物会增加胃肠负担。因为很多消化酶的正常工作需要适宜的温度，冷食影响胃酸分泌和消化酶的作用，久而久之导致反流性食管炎等胃肠道疾病的发生，进而可能诱发食管癌。

"医生，我从小就喜欢吃滚（烫）勒，可能哈把哈（一下子）改不了这习惯。那我吃火锅的时候整一口非（很）烫的菜+一口冰可乐，这样中和一下，食管总不得受伤了嘛？！"

不得受伤才怪！

不仅食管要经受你冷热混合双重打击，你的胃肠道都会遭！

尤其是胃肠道的血管，一会儿是一坨非烫的牛肉，一会儿是一口冰凊的可乐，忽冷忽冷的刺激导致血管不断收缩，会引起胃肠道痉挛，甚至肚子痛、拉肚子。

急性损伤会引起慢性功能性胃肠病，再说严重点，你这样子的组合是在"为癌造势"。

五、这些都是食管癌的早期症状

食管癌患者的典型症状是"进行性咽下困难"，初期觉得吃干沙沙的东西吞下去有困难，然后是吃半流质的比如稀饭啊、粘粘（糊状食物）啊觉得恼火，最后是连喝水和吞口水都不得行了。

在确诊之前，很多患者都有一些**早期征兆：**

◎ **轻微的或偶尔的食物下咽哽噎感。**

◎ **没吃东西但仍然觉得食管内有异物感。**

◎ **咽部干燥及颈部有紧缩感。**

◎ **吃东西的时候觉得食管某一部位有食物停滞感。**

◎ **进食后感到胸骨后疼痛。**

◎ **进食后呃逆感。**

如果老是出现这些症状，那建议你就要去正规医院看专科医生了哟！

六、食管癌的预防和筛查

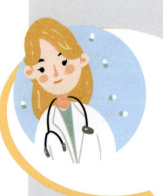

1. 预防

虽然食管癌这个病还有很多地方都需要我们去研究，但就目前掌握的临床资料来看，**可以根据引起食管癌的危险因素，做一些相应的预防——**

比如，不吃太烫的食物，不喝太烫的饮品，不吃腌制霉变的食物，吃东西的时候不要吃得太快，把你的减肥、戒烟、戒酒计划正儿八经全面贯彻落实等。

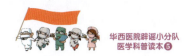
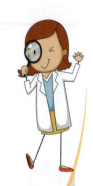

2. 筛查

定期的筛查跟预防一样重要！

目前，早期筛查食管癌有且仅有一个办法——胃镜。

对于40岁以上，有家族史、有抽烟喝酒习惯的人，尤其是男性，建议每年都要做一次胃镜。还有食管癌高发地区的朋友也要特别注意早期筛查哦！

3. 鉴别

在早期如果无咽下困难，还要警惕自己是不是**可能是食管炎、食管憩室或者食管静脉曲张**。

而在出现了咽下困难的时候，除了考虑食管癌，还有可能是食管良性肿瘤、贲门失弛缓症和食管良性狭窄等疾病。

具体的鉴别当然是交给医生，诊断的方法主要依靠吞钡X线食管摄片和纤维食管镜检查等。

吃木耳、喝银耳汤、烫血旺儿，
能把 吸进身体里的
雾霾赶走？

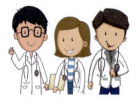

作者 / 四川大学华西医院
临床营养科　景小凡　宋国凤

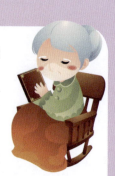

一到冬天，尤其是雾大、雾霾重的那段时间，老母亲的菜谱就自动切换成了"洗肺"模式——

一周五天，起码有三天饭桌上都有木耳；

雷打不动每天要熬一小锅银耳汤；

好不容易熬到了周末，一家人出去吃个火锅，她估倒（执意）要点份血旺儿……

毕竟，在我妈的心目中，木耳、银耳、血旺儿都是"清洁工"，可以把肺里面杂七杂八的东西赶起跑的，尤其在现在这样雾那样霾的夹击下，不这样子清一清，二天是要出大事的！

难道，吃点这些东西真的可以把吸进肺里的雾霾撵走甚至达到清除人体杂质的作用？

下面，我们华西医院临床营养科的医生就先来给大家讲一讲，通过**吃木耳等能不能达到把吸进身体里的雾霾赶走的效果！**

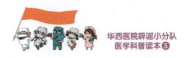

一、雾霾对身体的影响

雾是指悬浮在空气中的微小液滴和冰晶，**霾**是指细小的固体烟尘颗粒。雾与霾常常伴随出现，造成能见度降低的气象现象。

雾霾对人体健康影响最大的是其主要成分PM2.5。

PM2.5是指空气动力学当量直径在2.5微米以下的所有细颗粒物，又称可入肺颗粒物。与较粗的大气颗粒物相比，PM2.5的粒径小、表面积大、活性强，易携带大量的有毒有害物质。

PM2.5进入肺泡之后，很难被人体清除，而且会引起人体的氧化应激水平提高，炎症反应水平升高。

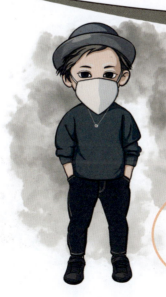

看来，老母亲的担忧也不是全无道理，只是好像夸张了一点。

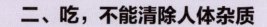

二、吃，不能清除人体杂质

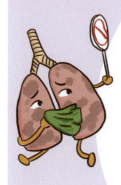

第一，先不管吃进体内的是什么食物，单纯想让某种食物发挥"清洁工"的作用来清除雾霾的想法，是不靠谱的！

你想嘛！食物是通过口腔进入消化道，而雾霾的颗粒物是通过鼻腔进入呼吸道，即使你吃进去的是扫把、是吸尘器，它和雾霾颗粒物在路上碰都碰不到，更是管不到你的肺了！

"即使清洁不到肺嘛，那也可以把它走过路上的杂质清除了噻？！"

问得好！请接到看下一点。

第二，目前没有任何循证医学的证据证明某种食物有清除人体杂质的作用。

不管是木耳、血旺儿，还是雪梨、银耳等，这些食物都在消化道被吸收利用。

即便木耳中的多糖和猪血里的蛋白质，可能结合部分口腔里的粉尘微粒，但想要达到清除"人体杂质"的效果，那也是不可能的！

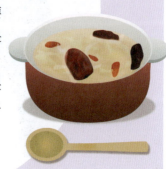

当然，如果你硬要觉得拉㞎㞎也是清除杂质的一种方法的话，那你吃啥子都可以。

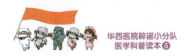
三、雾霾天该咋个吃？

"医生，吃这些莫得用，未必就任由雾霾侵入体内，不做点啥子预防啊？！"

戴口罩啊、开空气净化器啊这些办法你们都晓得了，我们就从营养的角度上，讲一讲雾霾天该咋个吃。由于PM2.5进入肺泡之后，很难被人体清除，会引起人体的氧化应激水平提高，炎症反应水平升高。

既然PM2.5是用的这种招数，那我们就见招拆招，可以从"吃"上做一些应对措施！

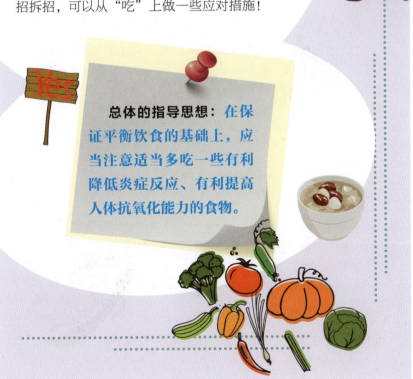

总体的指导思想： 在保证平衡饮食的基础上，应当注意适当多吃一些有利降低炎症反应、有利提高人体抗氧化能力的食物。

具体这样做

1. 保证充足的饮水量及蛋白质

每天保证1 500ml的饮水量，能促进新陈代谢；保证充足的蛋白质，尤其是优质蛋白如瘦肉、蛋、奶、豆制品等的摄入。

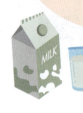

2. 吃富含抗氧化物质、维生素和膳食纤维的食物

蔬菜中的多酚类、胡萝卜素、维生素C等都有抗氧化作用，能降低身体的氧化应激程度。

胡萝卜素在体内可以转化成维生素A，维生素A能增强上皮组织的抵抗力和修复能力，对于呼吸道黏膜结构和功能的完整性有很好的维护作用。

每天摄入蔬菜300～500g，深色蔬菜应占1/2。

3. 吃富含Omega-3脂肪酸的食物

Omega-3脂肪酸（存在于鱼油及亚麻籽油、紫苏籽油等）有降低炎症反应的作用。

适当增加吃鱼虾水产类食物的频率，每天摄入畜禽类40～75g，水产类40～75g；减少吃烟熏、腌制食物的比例。

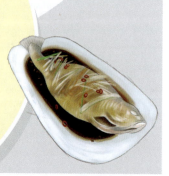

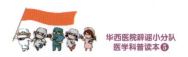

4. 适量补充维生素 D 制剂

雾霾天气对太阳光的阻挡使得近地层紫外线减弱，很容易导致维生素D缺乏，摄入不足时，可以适量补充点维生素D制剂。

5. 适量运动

雾霾天不适合在户外运动，可以选择在室内或在空气质量有保障的情况下进行有氧运动或者抗阻运动，比如跑步、举哑铃、瑜伽、游泳等。

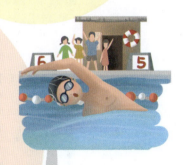

6. 不要服用大量保健品

不管是出于害怕变老，还是出于抵挡雾霾的目的，很多人都喜欢去买一些保健品来用或吃，但说实话，不恰当或者过量吃保健品可能给身体带来更多的负面作用。

相对来说，食物的安全性更高，很多水果、蔬菜都具有抗氧化的成分。

亲爱的老母亲，
这个星期的木耳，能不能加点肉炒一下？
晚上那碗银耳汤，能不能少给我舀几颗枣子？
周末吃火锅的血旺儿，能不能丢在红锅而不是白锅头煮？

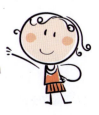

年纪轻轻就骨质疏松了?
华西医院专家告诉你:
这次真的跟咖啡、可乐和茶有关系!

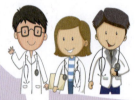

作者 / 四川大学华西医院
康复医学中心　张维林
老年医学中心　丁群芳

请问,哪一瞬间你觉得自己老了?

A. 每天清理一地头发的时候。

B. 杯子里泡上枸杞、菊花、决明子的时候,噢⋯⋯是保温杯。

C. 感觉比你小不了几岁的人喊你叔叔孃孃的时候。

D. 坐空调房间总觉得那个风在所有关节上呼啸的时候。

E. 看到老去的父母和还没有长大的娃儿突然有点力不从心的感觉⋯⋯然而,比起以上种种,还有一种更加让人深感悲凉、无力而且不可逆的确认自己"老"了的情况就是——

年纪轻轻的你,遭检查出来骨质疏松!

确实,骨质疏松以前是老年人的专属,但是现在,越来越多的祖国花朵们还没绽放伸展,骨头就已经嘎嘣儿脆了!

轻轻绊一跤,骨折了;

晚上睡个觉,突然就抽筋了;

没有运动也没有干活,全身骨头莫名的痛⋯⋯

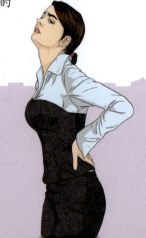

下面,我们康复医学中心和老年医学中心的医生一起来给大家讲一讲,**关于骨质疏松的知识。**

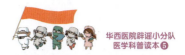
一、什么是骨质疏松症？

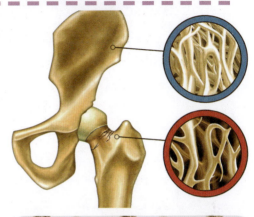

骨质疏松症是一种以骨量减少、骨的微观结构退化为特征，导致骨骼脆性增加、骨强度降低，容易发生骨折的全身性骨代谢疾病。

这个病可以发生在任何年龄段，虽然这个病主要发生在绝经后的妇女和老年男性身上，但事实上，越来越多的年轻人也还是提前步入了这个行列。

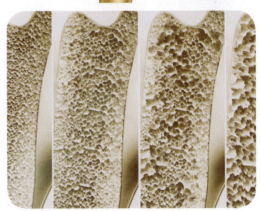

二、骨质疏松症的表现及后果

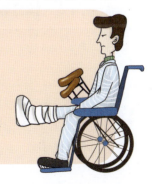

1. 痛
疼痛是骨质疏松症最常见的症状，而其中70%~80%都是腰背痛和克膝头儿（膝部）痛。

2. 骨折
绊一跤，骨折了；侧个腰，骨折了；有些甚

至打个喝嗨（hōhài，哈欠），就骨折了……

这种脆性骨折是退行性骨质疏松症最常见和最严重的并发症，据统计，有20%的骨质疏松症患者会遇到这类症状。

3. 脊柱变形

骨质疏松症情况严重的，可能出现身高缩短和驼背。

最常见的就是老年人身高"缩"了，很多人都以为这是人老了的自然正常现象，其实这就是骨质疏松症的典型表现啊！

4. 呼吸受限

严重的骨质疏松症会导致胸、腰椎压缩性骨折，常常导致脊柱后凸、胸廓畸形、胸腔容量明显下降，有时会引起多个脏器的功能变化，最常见的就是和歌里唱的一样，呼吸都觉得痛……

"医生，我经常腿抽筋，他们说是骨质疏松症缺钙的表现，是不是哦？"

抽筋确实是缺钙的表现之一，但并不是说有抽筋就肯定缺钙，更不能说就肯定是骨质疏松症。

有些人激烈运动、保持一个姿势太久都可能会抽筋。但是，如果经常抽筋，还伴随腰背痛、克膝头儿痛，就高度怀疑是骨质疏松症或者缺钙，要去看医生哦！

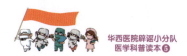

三、为啥会得骨质疏松症？

人的骨骼健不健康，在临床上主要是看骨量，也就是骨头内的组织包括骨矿物质（钙、磷等）和骨胶原、蛋白质、无机盐等的含量。

一般来说，一个人在30岁左右骨量会达到一个高峰，然后会逐渐下降。

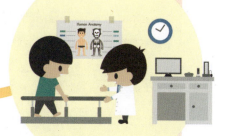

而骨质疏松症会不会发生，主要取决于成年期前获得的峰值骨量的高低和成年后的骨量丢失速度。

有点绕哇？这样子说嘛，骨量就像你存钱一样，退休之前你努力点多挣点也多存点钱再搞点啥子理财，那么退休之后你的存款就多多的，在合理使用的情况下，钱花光的速度肯定也就慢一点；但如果你退休前挣得少还乱花钱连社保都不买，退休后你哪里有钱用？

四、据说做这些事

会导致骨质疏松症

1. "杀钙"三兄弟——咖啡、茶、可乐

天哪，又是咖啡、可乐，上周才说了这两兄弟喝了不杀精，这周还加了个茶，队伍越来越壮大了！

那这三种饮品到底是不是像传说中的那样会影响钙的吸收、加重钙的流失而引起骨质疏松症呢？！

这恐怕是大家最关心的问题了！

作为一天不喝这三样饮品就活不下去的华西专家，是时候挺身而出了，我们正儿八经翻了好多研究文献，总的来说有三派观点。

A：不影响派；

B：会影响派；

C：可能影响也可能不影响派。

那，华西医生的观点：

虽然目前没有100%明确的证据说明，咖啡、可乐、茶会导致骨质疏松症，但据目前研究大致方向来看，它们与钙流失、骨密度降低可能是有关系的。哈佛大学公共卫生学院网站上有一篇文章中提到，骨质疏松症需要小心咖啡因和可乐。目前结论虽并不完全一致，但有一些证据表明，每天喝大量咖啡（大约4杯或更多），会增加骨折的风险。

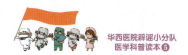
咖啡和浓茶中咖啡因可能诱发骨中钙的流失，降低骨密度；可乐中大量的磷，会打破日常饮食中的钙磷平衡，导致骨密度降低。

我们觉得

我们觉得

对于一般人，咖啡、茶、可乐都可以适量地喝，咖啡一天不超过3杯，茶不要喝浓茶（毕竟喝浓了万一睡不着也不安逸），而喝可乐也要稳倒起喝，毕竟含糖的可乐热量相当高，喝多要长胖是不争的事实！

对于50岁以上的女性，建议控制咖啡的摄入量，而已经被确诊为骨质疏松症的患者，实在咖啡瘾来了，你们就喝点兑了牛奶的那种咖啡嘛！

"医生，我忍不到不喝咖啡、茶、可乐，那提前从30岁前就开始补钙得行不喃？"

30岁以前补钙一般见于骨折患者或者是局部有骨质疏松症的患者，正常人群通过食补的方式就行了，不需要特意补充钙剂。

2. 不晒太阳

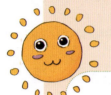

"医生，好不容易休息，就想在屋头好生宅一天，我妈吼起闹起说我要生霉了，非要喊出去晒太阳，说二天容易遭骨质疏松症！"

老母亲这句话很有道理。你们应该都晓得晒太阳的好处很多，获得维生素D，促进摄取和吸收钙、磷，可以预防佝偻病以及骨质疏松症等，中国人饮食中所含维生素D非常有限，经常接受阳光照射会对维生素D的生成及钙质吸收起到非常关键的作用。不晒太阳，肯定也就少了这个天然的获得渠道。

"医生，晒太阳时打伞、涂防晒霜会不会影响补钙呢？毕竟你们华西医院皮肤科医生说了，不防晒，皮肤要黑、要长斑、要老化得嘛！"

我们皮肤科的医生说了，防晒措施确实会减少一些维生素D合成，但是你们也不要那么机械（死板）噻！

喊你们晒太阳，又不是喊你们正午去坝坝头顶着太阳晒！如果户外光照比较强，你避开10:00~16:00最毒的太阳嘛，晒20~30分钟就可以了。

五、下面这些100%跟骨质疏松症有关

据研究，下面这些因素已被证实影响峰值骨量和骨量流失速度，也就会直接导致骨质疏松症。

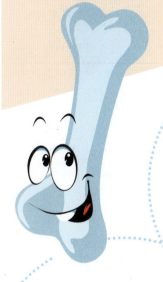

1. 遗传

遗传因素决定峰值骨量的70%。虽然目前的研究尚未明确骨质疏松的易患基因，但已证实骨质疏松的发生与遗传因素有关。

2. 内分泌因素

内分泌在骨代谢中发挥着重要作用，骨吸收和形成的过程受多种激素的调节。骨质疏松症的发生与女性雌激素缺乏、男性睾酮水平下降以及甲状旁腺激素、降钙素等激素水平的变化有关。

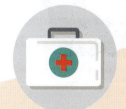

3. 药物

长期使用类固醇激素、抗惊厥类药物、肝素、含铝的抗酸药等可诱发骨质疏松症。

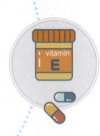

如果说上面这三点因素要怪老天爷没给你好运气的话，那下面这两点因素，真的要怪你们自己了！

4. 生活方式

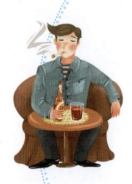

不运动

运动特别是负重运动可增加骨峰值，延缓骨量丢失。不运动、少运动或失重（制动）条件下，骨量丢失加快。

吸烟

吸烟会引起骨吸收加快进而引起骨量丢失加快，同时会引起肠钙吸收下降和女性过早绝经。

过量饮酒

过量饮酒可使糖皮质激素分泌增多，尿钙增加，肠钙吸收减少；长期大量喝酒的人性腺功能减退，更容易遭骨质疏松症。

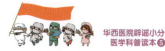

5. 营养

由于各种原因，老年人、青春发育期人群及妊娠哺乳期女性可能发生营养障碍：

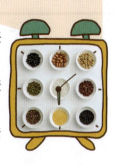

① 蛋白质供给不足可能引起骨生成障碍，但蛋白质摄入过多可使尿钙排出增加，导致钙负平衡。

② 低钙饮食可能通过促使继发性甲状旁腺激素分泌增多，导致骨吸收加速。

③ 维生素D的缺乏导致骨基质的矿化受损，可出现骨质软化症，还可使骨基质合成减少。

④ 完全素食也可能引起骨质疏松症。

六、得了骨质疏松症该咋办？

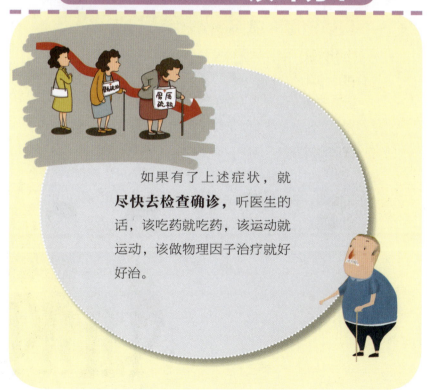

如果有了上述症状，就**尽快去检查确诊，**听医生的话，该吃药就吃药，该运动就运动，该做物理因子治疗就好好治。

七、如何预防骨质疏松症

与其抠脑壳去纠结咖啡、茶、可乐得不得引起骨质疏松症，不如早点根据骨质疏松症出现的原因，这样入手进行预防：

1. 尽量让成年期前获得的骨量峰值高；

2. 尽量减缓成年后的骨量丢失速度。

具体该怎么做呢？

均衡饮食　富含钙、低盐和适量蛋白质的均衡饮食对预防骨质疏松症有益。

适量运动　在专业人员的指导下进行运动，这对于预防骨质疏松症非常重要。

增加日光照射　平均每天至少20分钟，夏天要避开10：00~16：00最毒的太阳。

不吸烟、不过量喝酒

定期体检　尤其45岁以上或绝经女性应每年体检关注骨骼情况。

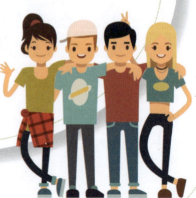